Dr. Christa Keding

Praxisbuch analytische Kinesiologie

Dr. Christa Keding

Praxisbuch analytische Kinesiologie

Die Ursachen erforschen – die Behandlung optimieren – mit dem Muskeltest

VAK Verlags GmbH
Kirchzarten bei Freiburg

Hinweise des Verlags

Dieses Buch informiert über die Anwendung des kinesiologischen Muskeltests. Die dargestellten Verfahrensweisen haben sich als sicher und effektiv bewährt. Wer sie anwendet, tut dies in eigener Verantwortung. Autorin und Verlag beabsichtigen hier nicht, individuelle Diagnosen zu stellen oder Therapieempfehlungen zu geben. Die Informationen in diesem Buch sind nicht als Ersatz für professionelle therapeutische Hilfe bei gesundheitlichen oder psychischen Problemen zu verstehen.

Bibliografische Information der Deutschen Nationalbibliothek

Die Deutsche Nationalbibliothek verzeichnet diese Publikation in der
Deutschen Nationalbibliografie; detaillierte bibliografische Daten
sind im Internet über http://dnb.d-nb.de abrufbar.

VAK Verlags GmbH
Eschbachstr. 5
79199 Kirchzarten
Deutschland
www.vakverlag.de

4. Auflage: 2022

Zeichnungen: Brigitte Braun-Dähler, Bad Schwalbach
Grafiken: Dr. Christa Keding
Lektorat: Norbert Gehlen
Covergestaltung: fuchs_design, München
Layout: Karl-Heinz Mundinger, VAK
Satz: Schmid-Printmedien, Freising
Druck: Friedrich Pustet, Regensburg
Printed in Germany
ISBN 978-3-86731-123-6 (Paperback)
ISBN 978-3-95484-029-8 (ePub)
ISBN 978-3-95484-031-1 (PDF)

Inhalt

Einführung

Die Faszination des Einfachen

Jan Philipp ist ein Kind des Muskeltests – im wörtlichen Sinne: Seine Eltern hatten schon eine wahre Odyssee hinter sich. Ihr Kinderwunsch war unerfüllt geblieben, trotz langer Hormonbehandlungen, trotz „Liebe nach Plan" und wiederholter künstlicher Insemination. Ihr letzter, eher halbherziger Versuch war ein Beratungsgespräch in meiner Praxis.

Es war geradezu erschreckend einfach: Mithilfe eines einfachen Tests von Muskelreaktionen stellte sich heraus, dass beide Ehepartner unter einer chronischen Störung des Immunsystems litten – mit Auswirkung auf den Hormonhaushalt. In beiden Fällen war ein alltägliches Virus, nämlich das der Windpocken, dafür verantwortlich. Beide Partner wurden daraufhin drei Monate lang mit einer homöopathischen Ausleitung behandelt. Sechs Wochen nach Beendigung der Therapie erhielt ich die Nachricht des Jahres: Die junge Frau war schwanger geworden, auf ganz natürlichem Wege! Heute ist Jan Philipp längst erwachsen und denkt vielleicht schon an eigene Kinder ...

* * *

Jemandem, der über Muskeltesten oder Kinesiologie noch nichts weiß, mag diese kleine Geschichte befremdlich vorkommen. Und es ist in der Tat ein erstaunliches Phänomen, das da zum Vorschein kommt. Eine sozusagen diagnostische Untersuchung in Form des Testens der Muskelreaktion dürfte (auch in der Medizin) nicht landläufig vertraut sein, sodass dazu in diesem Buch noch manches erklärt werden muss. Aber damit Sie vor einem tieferen Einstieg in die Thematik zumindest schon ein ungefähres Bild vom Muskeltest vor Augen haben, möchte ich hier kurz beschreiben, was ein außenstehender Beobachter in meiner Praxis konkret zu sehen bekommen hätte, wenn er bei der eben erwähnten Untersuchung zugegen gewesen wäre:

Stellen Sie sich also vor, wie dieses Ehepaar in meine Praxis kam. Nach meiner eigenen Anamnese konnte ich auf die Befunde zurückgreifen, die vom Gynäkologen, vom Urologen und vom Kinderwunschzentrum schon vorlagen. Ich musste also nicht von vorn anfangen, sondern konnte gleich mein spezielles Instrument – den besagten Muskeltest – einsetzen und sowohl die Frau als auch den Mann „testen“:

Die zu untersuchende Person setzt sich dabei auf einen bequemen Stuhl und wird aufgefordert, einen Arm gerade vor sich auszustrecken und in dieser Position zu halten – mit ein wenig Spannung, aber ohne Kraftanstrengung. Ob der Wille zum Halten bei den Armmuskeln „ankommt“, prüfe ich, indem ich auf diesen Arm etwas oberhalb des Handgelenks einen kurzen, leichten, allmählich zunehmenden Druck nach unten ausübe. Im Normalfall behält der Arm seine Position bei.

Aber nicht immer hält der Arm stand: In bestimmten Situationen verliert der Getestete kurz die „Kontrolle“ über die Muskelsteuerung, sodass der Arm dem Druck nachgibt und nach unten sinkt. Immer, wenn das geschieht, kann ich als Untersucherin darauf schließen, dass soeben eine Störung auf den Untersuchten eingewirkt hat.

Diese Prüfung der Muskelreaktion lässt sich – das wird den größten Teil dieses Buches ausmachen – mit einem System verbinden, das Informationen aus dem vegetativen Nervensystem und dem Unterbewusstsein des Patienten an die Oberfläche holt. Auf diesem Wege lassen sich konkrete krank machende Einflüsse aufdecken und individuell optimale Therapieansätze ermitteln.

Dazu werden die nachfolgenden Kapitel noch einiges an Erklärungen liefern. Festzuhalten bleibt aber zunächst die verblüffende Tatsache, dass offenbar jeder Mensch von Natur aus mit einem einfachen und hoch effizienten „Untersuchungsinstrument“ ausgestattet ist, das er ständig bei sich trägt und das für jeden Therapeuten unmittelbar zugänglich ist: Es ist die willkürlich gesteuerte Skelettmuskulatur, die mit dem Muskeltest testbar ist. Seine Anwendung möchte ich in diesem Buch vorstellen.

Wenn man sich einmal ernsthaft auf die Kinesiologie eingelassen hat, ist es schwer, wieder loszulassen. Ich kenne keine einfachere und überzeugendere Methode, mit unbewussten Informationen in Kontakt zu treten. Dies geschieht über den leicht zu erlernenden Test der Muskelkraft. Dieser ist so einfach wie das Abc und so vielseitig wie dessen Ausdrucksformen. Er ist sozusagen Übersetzer einer Sprache, die zu hören und zu verstehen wir verlernt haben oder die uns aus anderen Gründen verschlossen ist. Er macht es uns möglich, zu unbewussten Informationen unseres Körpers, unserer Psyche, unseres Geistes, ja, unseres Selbst in Verbindung zu treten. Er ist einfach, praktisch und überzeugend.

Warum dieses Buch?

Mit dem Muskeltest haben wir einen Schatz gehoben, der sich ständig vergrößert, wenn man ihn mit anderen teilt, und der wächst, wenn man ihn benutzt. Suchen auch Sie einen so gewinnbringenden Schatz? Solche Schätze sind eine hervorragende Investition, nicht nur im Gesundheitswesen, aber ganz besonders dort. Bekanntermaßen ist Gesundheit ein kostbares Gut. Keine Zeitschrift ohne Gesundheitstipps, kaum ein Supermarkt, keine Bushaltestelle, kein Kaffeekränzchen oder Stammtisch, wo nicht im kleinen Kreis Beschwerden, Befunde und die neuesten Medikamente oder dergleichen besprochen werden. Der Büchermarkt quillt über von Ratgebern für Selbsthilfe und Gesundheitspflege, von bewährten und abstrusen Rezepten, von wertvollen Informationen und von immer neuen, oft fragwürdigen Heilungsmethoden.

Der Muskeltest bietet eine Chance, sich im Dschungel des Gesundheitsmarktes zu orientieren und zu den wahren Wurzeln von Krankheit, Gesundheit und Heilung (zurück) zu finden. Er hilft uns, aus den Tausenden von Puzzlesteinen, die das Bild unseres Lebens gestalten, diejenigen herauszufinden, die sich nicht in das Gesamtbild einfügen, die verdreht oder verschoben sind und so zu Disharmonie, Krankheit und Leid geführt haben. Das zu erkennen scheint gerade heute dringend nötig zu sein.

Trotz dankenswerter Erfolge bei der Eindämmung vieler Infektionskrankheiten und trotz des Anstiegs unserer Lebenserwartung klagen andererseits mehr Menschen als je zuvor über sogenannte Befindlichkeitsstörungen. Wir haben bisher kein Rezept gefunden zur erfolgreichen Behandlung von Krebs und Aids. Immer mehr Menschen leiden und sterben an den Folgen sogenannter Zivilisationskrankheiten. Erkrankungen des Immunsystems wie Allergien, Neurodermitis und chronische Infekte nehmen stetig zu, neue unbeherrschbare Viruserkrankungen treten auf ...

Die etablierte Medizin hilft sich, indem sie eifrig nach *Bekämpfungs*strategien forscht, ohne den *Boden* zu ergründen, auf dem Krankheit gedeiht. Dem schließen sich nahtlos etliche komplementärmedizinische Richtungen an, indem sie dasselbe tun, nämlich Symptome behandeln (= bekämpfen) – nur mit weniger radikalen Mitteln.

Wenn Sie davon genug haben, wenn Sie durchschauen, dass hier auf allen Ebenen ein riesiger Markt boomt, auf dem sich Heilsversprecher und Dogmatiker jeglicher Couleur tummeln, dann sehnen Sie sich vielleicht wie ich nach einer Möglichkeit, aus diesem Rad von Reaktionen auszusteigen, wieder kreativ und konstruktiv zu werden.

Wenn Sie zu denjenigen gehören, die gern ökonomisch arbeiten, dann kann Ihnen kaum etwas Sinnvolleres begegnen als der Muskeltest. Er ist einfach, billig zu haben und vielseitig. Er ist extrem ökonomisch, weil wir bei einer *ursächlichen* Behandlung so gut wie keine Symptombekämpfung mehr brauchen und uns damit Freiraum schaffen für die effektive Behandlung von immer mehr Menschen. Mit diesem Buch möchte ich eine Brücke bauen für alle, die sich in der heutigen Medizin nicht mehr (ausschließlich) aufgehoben fühlen und die erkennen, dass die viel propagierte „Machbarkeit“ in der Medizin nur eine scheinbare ist.

Was ich möchte:

- Allen, die des traditionellen medizinischen Systems müde geworden sind, eine echte Alternative oder Ergänzung anbieten
- Neugier wecken, Fragen anregen, wach machen für neue Blickwinkel
- Möglichkeiten aufzeigen, die *integrieren* statt trennen

Worum es mir nicht geht:

- um das *Bekämpfen* der Schulmedizin
- um die Verbreitung einer weiteren alternativen Therapiemethode

Ich habe dieses Buch geschrieben unter dem Eindruck begeisternder Erfahrungen mit dem Muskeltest. Ich möchte diese Erfahrungen mitteilen, insbesondere anderen therapeutisch Tätigen, die sozusagen ihre Antennen für Alternativen schon ausgefahren haben: Ich möchte Sie zum Mitmachen und Anwenden animieren.

Zwar bediene ich mich einer allgemein verständlichen Sprache, weil Verantwortung für Gesundheit eine allgemeine Herausforderung ist, die nicht auf sogenannte Experten beschränkt werden darf; gleichzeitig formuliere ich aber auch therapeutisch, das heißt, ich gebe konkrete „Regieanweisungen", die in der Praxis umgesetzt werden können.

Ja, ich möchte Ihnen ein therapeutisches Handbuch vorlegen, mit dem Sie umgehend in eine neue Dimension der Medizin starten könnten, sobald Sie die technische Anwendung des Tests beherrschen. Ob Sie nun als Arzt, Zahnarzt, Heilpraktiker oder Psychotherapeut, als Tierarzt, Krankengymnast, Hebamme oder einfach als neugieriger Mensch an den Muskeltest und an dieses Buch herangehen – in Verbindung mit Ihrem eigenen Wissen sowie Ihren Aufgaben und Fähigkeiten werden Sie spannende, erstaunliche und überzeugende Erfahrungen machen.

Noch ein paar Worte zum wissenschaftlichen Anspruch dieses Buches: Eigentlich hat es keinen! Zumindest nicht im herkömmlichen Sinn. Ich habe lange mit mir gerungen, ob ich mich den konventionellen wissenschaftlichen Kriterien unterordnen solle, aber da sie für mich (wie auch für viele Wissenschaftler unserer Zeit) ohnehin überholungsbedürftig sind, mochte ich mich nicht in brüchige Formen fügen, zumal die dargestellten Beobachtungen deren Rahmen sprengen. Da ich andererseits eine entschiedene Verfechterin logischer Argumentation bin, werde ich den Pfad des Nachvollziehbaren nicht verlassen; und wo mir wissenschaftliche Erklärungen und Begründungen zugänglich sind, werde ich Sie Ihnen nicht vorenthalten.

Kybernetik und Regeltechnik, Elektronik und weltweite Vernetzung bestimmen heute unser Leben. Unser wissenschaftliches Denken, besonders in der Medizin, hält aber immer noch an den starren materiellen newtonschen Kriterien fest, die selbst in der Physik längst als überholt gelten. Die Physik kennt schon lange das Sowohl-als-auch in der Natur von Schwingung und Materie – nur die Medizin hält rigider als jeder andere Forschungszweig an den alten Denkstrukturen fest. Sie klammert sich ängstlich bis überheblich an ein längst überholtes Weltbild und erschwert damit die Synthese aus anerkennenswerter Objektivität und notwendiger Subjektivität, die *beide* zum Leben und besonders zur Heilung gehören.

Verhält sich unsere Wissenschaft „wissenschaftlich", wenn sie bestimmte Erscheinungen aus den Untersuchungen ausklammert, nur weil sie ihr „nicht objektivierbar" erscheinen? Und wenn sie nach dem Motto entscheidet, „dass nicht sein kann, was nicht sein darf", weil sonst etablierte Paradigmen infrage gestellt würden?

Dürfen wir bei gewissenhafter medizinischer Forschung sogenannte Spontanheilungen lebensbedrohlicher Erkrankungen ebenso ignorieren wie die Kraft der Suggestion, die üblicherweise als Störfaktor wissenschaftlicher Versuchsanordnungen abgetan wird? Wenn die Suggestion doch so gut funktioniert, dass sie Versuchsergebnisse „verfälschen" kann, gehören dann nicht Scheuklappen im Großformat dazu, ihre Wirkung und ihren Stellenwert zu ignorieren? Wie viel ergiebiger und ökonomischer könnte es sein, den Charakter dieser Phänomene zu *studieren*, anstatt sie zu eliminieren und für unwissenschaftlich zu erklären!

Dieser Kategorie wissenschaftlicher Ansprüche, die mit Doppelblindversuchen arbeitet, die sich bemüht, die Einzelteile in immer weitere Einzelteile zu zerlegen, und dabei das Zusammenspiel des Ganzen völlig aus den Augen verliert, werde und will ich in diesem Buch nicht entsprechen. Allein die Logik (und die Neugier) gebietet mir, mit dem „Warum“ nicht auf halber Strecke stehen zu bleiben und das Cholesterin für Herzinfarkte oder Helicobacter-Bakterien für Magengeschwüre verantwortlich zu machen. Viren, Bakterien, Hormone, Enzyme, Transmitter, Stoffwechselprodukte sind zweifellos erkennbare Mediatoren im Krankheitsgeschehen – aber sind sie wirklich „Ursachen“? Zum Vergleich: Ist das anhaltende Aufleuchten der Ölkontrollleuchte am Armaturenbrett meines Autos etwa die „Ursache“ für den „Kolbenfresser“?

Für mich wirft das Bestimmen immer neuer „Feinde“ im Organismus mehr Fragen auf, als dass es Antworten gibt. Und so würde es mich freuen, wenn es mir gelänge, in Ihnen mit meinen Beobachtungen ebenfalls Fragen zu wecken, Denkwürdiges anzuregen.

Ich verspreche Ihnen, gewissenhaft, ehrlich und logisch zu sein. Ich beschreibe meine Erfahrungen, biete Ihnen Hypothesen an, bemühe mich um gesunden Menschenverstand. Die Wahrheit – *Ihre* Wahrheit – zu finden, das sollte dann *Ihr* Vergnügen sein, Ihr Schatz, zu dem Sie dieses Buch vielleicht wie eine Art Brücke führen darf. Lassen Sie sich überraschen und freuen Sie sich auf eine spannende Reise!

Was Ihnen dieses Buch bietet

Sofern Sie den Muskeltest bereits technisch erlernt haben oder ihn sich als Naturtalent autodidaktisch erarbeiten oder parallel zum Buch praktisch vermittelt bekommen, werden Sie als *Therapeut* nach der Lektüre in der Lage sein, …

- mit dem Test Gesundheitsstörungen manifester und latenter Natur zu erfassen und konkreten Ursachen zuzuordnen,
- mit einfachen Mitteln für jeden Kranken ein individuell optimiertes Therapieschema zu erstellen.

Als medizinisch interessierter (wenn auch nicht medizinisch *ausgebildeter*) Muskeltestanwender werden Sie …

- differenzieren können, was Ihnen gesundheitlich gut tut oder abträglich ist, und
- selbstbewusster auf die Suche nach Therapeuten gehen, die nicht nur Symptome bekämpfen wollen, sondern heilen helfen.

Im Zentrum dieses Buches steht ein speziell strukturierter Einsatz des Muskeltests, nämlich die konkrete *Analyse von Krankheitsbildern.* Deshalb möchte ich diesen Test hier als den *analytischen* Muskeltest bezeichnen. Das Verfahren als solches ist keine eigene Therapiemethode, es kann offen zu jeder anderen Therapieform hinleiten. Es ist ein äußerst ökonomisches Werkzeug zur Therapieoptimierung und steht nicht in Konkurrenz zu irgendeinem anderen (medizinischen) Fachgebiet – im Gegenteil: Dieses Instrument verschafft Ihnen *Zugang* zu anderen „Schatzkisten", gefüllt mit konventionellen und außergewöhnlichen Therapieangeboten.

Nehmen Sie dieses Buch als Anregung oder als konkrete Arbeitsanleitung; denken Sie aber daran: Es ist wie beim Autofahren, Segeln, Schwimmen oder Maschinenschreiben – ohne die direkte persönliche Anleitung durch erfahrene Anwender werden nur wenige Naturtalente autodidaktisch in den Genuss schneller Erfolge gelangen. Gerade eine Methode, die über ein Element der *Bewegung* zwischen Bewusstem und Unbewusstem vermittelt, *benötigt* auch die Bewegung, das heißt die praktische Demonstration und Übung, als Erfahrung.

Noch eine Anmerkung zum Sprachgebrauch: Liebe „Mit-Frauen", hinsichtlich der Gleichbehandlung in der Sprache möchte ich Sie um Nachsicht bitten. Es erschwert mir den Sprachfluss, immer wieder „den/die TesterIn" zu berücksichtigen und auf „den/die

PatientIn" und „den/die TherapeutIn" einzugehen. Wenn ich in der männlichen Form schreibe, ist dies weder als Bevorzugung noch als Ignoranz zu verstehen, sondern als besser lesbare Vereinfachung, die man mir nachsehen möge. Bislang ist mir noch keine wirklich elegante „gleichberechtigte" Formulierung begegnet.

Unser Weg zur Kinesiologie

Wenn ich von „wir" und „unser" spreche, so möchte ich damit anerkennen, dass Lernen und Arbeiten mit der Kinesiologie für mich kein exklusiver Alleingang war, sondern dass die Höhenflüge einiger fantastischer Erfolge allein durch *gemeinsames* Forschen, Denken, Spielen und Arbeiten möglich wurden, zusammen mit Kollegen, Freunden, Patienten, Kursteilnehmern – und insbesondere mit meinem Mann.

Von Jugend an hat mich mein Traum begleitet, einen Beitrag zu leisten zu einer lebenswerteren Welt. Jeder mag ja so seinen Spleen haben – für mich war dies immer wieder ein Motor für Veränderung und Arbeit an mir selbst. Natürlich sah ich – wie viele andere Idealisten – in der Medizin die Chance, diesen Traum zu verwirklichen. Dabei war schon der Einstieg in die „Traumkarriere" von beruflichen Umwegen gekennzeichnet und mit den Steinen des „zweiten Bildungswegs" gepflastert, bis ich mich endlich mit hohen Erwartungen in das ersehnte Studium stürzen konnte.

Aus dem Traum von einer Medizin als Segen der Menschheit wurde ich sehr schnell und abrupt wach gerüttelt. Kommilitonen waren zu Konkurrenten mutiert, deren Zensurendurchschnitt von 1,0 und besser sie eigentlich zu „Höherem" berief als nur zu einem Medizinstudienplatz, aber etwas Angeseheneres gab es eben zu diesem Zeitpunkt nicht. Eine erste Enttäuschung, aber sie war zu verschmerzen.

Ganze Glaubensgebäude stürzten allerdings ein, als ich kurz nach dem Physikum mit den Untersuchungen für meine Doktorarbeit zur Verhaltensphysiologie begann. Hier lernte ich das „Sowohl-als-auch" der Wissenschaft kennen, aber etwas anders als Einstein, Heisenberg und Bohr: *sowohl* den Wunsch nach eigener Profilierung, womit auch immer diese „gestrickt“ werden musste, *als auch* die sogenannten „Sachzwänge“ in Form von Forschungsgeldern und Sponsoren. Parallele Vorlesungen über die Geschichte der Medizin mit Hinweisen auf einen gewissen Hippokrates nahmen sich nur noch wie Hohn aus, wenn Patienten bis zur Peinlichkeit zum Demonstrationsobjekt wurden und der Mensch mit seiner Diagnose gleichgesetzt wurde oder wenn Gespräche bei Visiten nur *über* ihn und in Fachchinesisch abgehalten wurden und der Chefarzt zum Gruß die gummibehandschuhte Hand reichte ...

Achtung vor dem Kranken oder Ehrfurcht gegenüber dem Leben überhaupt galten als sentimentale Gefühlsduselei. Und so wurden in der Physiologie weiterhin Frösche bei lebendigem Leibe zerschnitten, pro Student einer, nur um einen einzigen Reflex plastisch zu demonstrieren; oder es wurden Hunde und Katzen grausam und unnötig gequält – unter dem Deckmantel sogenannter Wissenschaft; schließlich wurde Sarkasmus die Sprache einer „notwendigen Distanz“.

Medizin zu studieren – das heißt, das Leben zu studieren – ist unglaublich spannend. Wie schade, dass es immer besser gelingt, jegliches Staunen, jegliche Ehrfurcht vor dem Phänomen dieser großartigen Schöpfung zu zerstören und ins Lächerliche zu ziehen. In mir brodelte es, da kämpften „Durchhalten“ und „Ausbrechen“ miteinander. Das Durchhalten hat gewonnen – ich habe es letztlich nicht bereut.

Die Jahre in Kliniken und Lehrpraxen waren nach dem langen theoretischen Studium die erste Gelegenheit, das Gelernte praktisch anzuwenden und den Patienten wirklich zu helfen – eine ganz neue Erfahrung, die ich mit Freude an der Arbeit auskostete, bis ich meinte, genügend Rüstzeug erarbeitet zu haben für die Gründung einer eigenen hausärztlichen Praxis. Ich glaubte, dass ich in meiner Landpraxis endlich meinen Traum erfüllen konnte, Menschen in allen Aspekten ihres Lebens zu begleiten und ihre Leiden zu heilen.

Ich werkelte mit Begeisterung, nahm kleine chirurgische Eingriffe vor, stürzte mich mit Hingabe in das Puzzlespiel der klinischen Diagnostik, begleitete Menschen *ins* Leben und *aus* diesem Leben, experimentierte, tröstete und freute mich an den Herausforderungen im Großen wie im Kleinen. Ich tat eben genau das, was jeder Hausarzt mit Leib und Seele tut. Ich nahm teil an vielen Nöten, die nur unter dem *Vorwand* einer Krankheit in die Praxis führten, aber Ausdruck tiefer Lebenskrisen waren, ich stellte mich den Gesprächen und suchte Unterstützung in der Ausbildung zur Psychotherapeutin.

Keine dieser Facetten möchte ich missen, es war für mich eine lehr- und segensreiche Zeit. Und dennoch blieb die Frage, warum meinem Wirken trotz fundierten medizinischen Wissens, trotz ehrlichen Engagements, trotz ständiger Fortbildungen und meines großen Erfahrungsspektrums nur so wenige anhaltende Erfolge beschieden waren.

Zugegeben, ein paar „Highlights" detektivischer Diagnostik gab es schon, auch erfüllende Momente in der Begleitung durch körperliche und psychische Krisen, aber je länger ich Patienten betreute, desto mehr quälte mich die Frage, warum es so viele „Damit-müssen-Sie-leben"-Patienten gab und warum sich die unklaren und chronischen Fälle häuften, denen ich kaum oder gar nicht helfen konnte, bei denen die Nebenwirkungen der Medikamente die positiven Wirkungen auffraßen oder die Vorschläge der Fachkollegen in Überweisungsodysseen mündeten. Ich fühlte mich oft hilflos.

Die alte Frage wurde wieder wach: Musste es auf die Herausforderung der Krankheit nicht Antworten geben, die *nicht* in ihrer vordergründigen Bekämpfung lagen?

Heilung ist schließlich nicht erst eine Erfindung neuzeitlicher Medizintechnik, sondern soll ja als völlig natürlicher Regulierungsprozess schon in den Zeiten *vor* Antibiotika und Kortison vorgekommen sein. Nun hatte ich doch alles zur Hand: neuzeitliche Diagnosetechnik, vielversprechende Medikamente, Einfühlungsvermögen und ein offenes Ohr – und trotzdem blieben die Leute krank! Auch meine Appelle zu einer gesunden Lebensweise änderten in den seltensten Fällen etwas; die Frage nach dem spezifischen Hintergrund *seiner* Krankheit konnte ich dem Patienten nicht beantworten.

Ich stand vor einem therapeutischen Offenbarungseid. Das ganze Arsenal der die Symptome bekämpfenden Medizin hatte versagt, ich empfand fast jedes Therapieangebot wie das laute Singen eines Kindes, das beim Gang in den dunklen Keller die eigene Angst übertönen will. Ich fühlte mich ausgeliefert und resignierte.

Und dann wurde ich krank. Mitten aus der gut laufenden Praxis wurde ich durch eine Perimyokarditis (Entzündung von Herzbeutel und Herzmuskel) aus dem Verkehr gezogen. Die Frage, die mich sonst bei der Behandlung meiner Patienten bewegte, betraf mich jetzt selbst und wurde damit noch brisanter: *Warum* bin ich krank? – Warum gerade ich? – Und warum gerade jetzt?

Der Rat des behandelnden Kollegen, die Praxis für drei Monate zu schließen und mich ins Bett zu legen, war unrealistisch; alternativ konnte ich noch versuchsweise Aspirin und Kortison schlucken. Aber beides konnte nicht die Lösung sein.

Glücklicherweise gelangte ich an einen Kollegen, der mit Elektroakupunktur nach Voll (EAV) arbeitete und der mich kurzfristig untersuchte. Neben einer viralen Belastung fand er eine massive Intoxikation mit einem angeblich völlig „ungiftigen“ Pflanzenschutzmittel (aus dem Kreis der sogenannten Pyrethroide). Das war stimmig, denn unser Haus war im Jahr zuvor damit behandelt worden und ausgerechnet im Wohnzimmer war ein ganzer Eimer davon umgekippt ... Die toxische Belastung wurde mit homöopathischen Mitteln ausgeleitet und innerhalb von zwei Wochen (!) war ich wieder einsatzfähig für meine Praxis und die Familie.

Ich glaube, das war (schon vor Beginn meiner „kinesiologischen Phase“) die entscheidende Erfahrung in meinem Leben und in meiner Laufbahn: Ich fühlte mich bestätigt in meiner Sicht von Krankheit, nämlich dass es tiefere Ursachen für ihre Entstehung geben musste. Mit meiner Erkrankung kam ich an den Wendepunkt, an dem ich mich endgültig medizinisch umorientierte.

Fortan war ich auf der Suche danach, meinen Patienten in ähnlicher Weise helfen zu können, wie mir geholfen wurde. Natürlich erlernte ich umgehend auch die EAV, kam aber nicht gut damit zurecht. Außerdem hatte ich das Gefühl, dass für meine individuelle Fragestellung noch etwas fehlte. Wie sollte ich etwa mit der EAV insbesondere psychische Faktoren oder andere immaterielle Krankheitsursachen nachweisen?

Von einem Chirotherapiekurs brachte mein Mann dann einen neuen Impuls, ja, *die methodische Überraschung*, mit nach Hause: Er berichtete begeistert, dass ein Heilpraktikerkollege über Veränderungen der Muskelkraft die Therapie entschieden und hinterher deren korrekten Abschluss überprüft hatte.

Mein Mann demonstrierte mir den Muskeltest – und ich glaubte zunächst gar nichts, konnte mir in keiner Weise erklären, was da eigentlich ablief. Als ich aber immer wieder sah, dass dieser Test reproduzierbar war, dass er unabhängig von meinem Willen ablief, da packte mich die Neugier, ich wollte es genauer wissen. Erste vage Visionen drängten sich auf, dass dieser Test vielleicht sogar für meine Arbeit brauchbar sein könnte.

Mein Mann und ich absolvierten umgehend zahlreiche Kurse in Kinesiologie (*Touch for Health, Three in One Concepts, Tools of the Trade, One Brain* und andere), aber wir brauchten etliche Monate, bis wir uns zutrauten, Teile dieses komplexen Systems selbst anzuwenden und – über einen Showeffekt hinaus – bei Patienten praktisch einzusetzen.

Wir hatten zwar ein riesiges Spektrum von Techniken erlernt, aber leider keine für mich befriedigenden theoretischen Zusammenhänge erfahren. Vieles blieb für mich nebulös und doch konnte ich nicht leugnen, dass der Muskeltest funktionierte. Da mir verbindliche Erklärungen vorerst noch fehlten, traute ich mich auch noch nicht recht, den Test in die Praxis zu integrieren. Ich hatte erhebliche Angst vor Blamage und so blieben die ersten Sitzungen zunächst nur den dringlichsten Fällen vorbehalten.

Zaghafter Beginn

Die erste Patientin, der ich zögernd eine Austestung anbot, war eine dreißigjährige Frau, die in einer verzweifelten Lage war: Sie hatte ein Baby tot zur Welt gebracht und wünschte sich sehnlichst, wieder schwanger zu werden, hatte aber gleichzeitig Angst davor.

Meine Untersuchung (mithilfe des Muskeltests) war damals, mangels fundierter Anleitung für solche praktischen Situationen und mangels technischer Übung, extrem zeitaufwendig und aus meiner heutigen Sicht stümperhaft. Aber sie führte zu einem überraschenden und stimmigen Ergebnis:

Ursache für den Kindstod war eine chronische Belastung des mütterlichen Immunsystems mit einem Virus; dafür wiederum sollte eine Pockenschutzimpfung in der frühen Kindheit verantwortlich sein. Als ich das – selbst ziemlich skeptisch – aussprach, erinnerte sich die Patientin, dass sie (nach Aussage ihrer Eltern) nach dieser Impfung über ein halbes Jahr lang wegen einer Lähmung nicht mehr habe laufen können!

Wir testeten eine entsprechende Ausleitungsbehandlung mit homöopathischen Mitteln aus und die Ängste der Patientin während der im darauffolgenden Jahr eintretenden neuen Schwangerschaft begleiteten wir zur psychischen Stabilisierung mit psychologischer Kinesiologie. Der Sohn Johannes wurde gesund geboren. Er war recht zierlich und in seiner Konstitution ein wenig empfindlich, aber grundsätzlich gesund. Leider konnten einige Belastungen im Lebensumfeld der Familie bislang nicht geändert werden; insgesamt jedoch sind Mutter und Sohn auch heute, fast zwanzig Jahre später, gesund und glücklich.

Diesem zaghaften Einstieg folgten viele weitere Chancen, den analytischen Muskeltest in einer gut laufenden, meist vollen Landarztpraxis einzusetzen und zu erproben. Dank des positiven Feedbacks wichen meine Vorbehalte und ich konnte diese Hilfe immer selbstverständlicher anbieten. Ich bin dankbar für die vielen Tausend Male, in denen ich auf Bereitschaft zum Testen stieß; ich habe daraus unglaublich viel gelernt und davon wiederum haben inzwischen unzählbar viele Patienten profitiert. Darüber hinaus habe ich meine Kenntnisse und Erfahrungen in Seminaren an zahlreiche andere Therapeuten weitergeben dürfen, die ihrerseits wiederum mit der analytischen Kinesiologie nun schon seit vielen Jahren großartige Arbeit leisten.

Im Alltag meiner Hausarztpraxis *wandelte* sich diese Muskeltestmethode der Kinesiologie, sie entfernte sich immer mehr vom ursprünglich Erlernten, sie machte sich sozusagen selbstständig. Sie wurde mehr und mehr zu einem flexiblen Instrument und fügte sich geschmeidig den Ansprüchen einer suchenden Medizin; sie wurde zu einem soliden Handwerkszeug und allmählich entdeckte ich durch die Reduktion auf das Wesentliche auch ihre Grundprinzipien und immer mehr Erklärungen für ihre Funktionsweise.

Genau diese Facette ist es, die das Testverfahren geradezu sensationell erfolgreich macht, denn sie erlaubt Rückschlüsse und damit Erkenntnis – und welches andere Instrument kann das leisten?

Dieser analytische Muskeltest stellt keine eigenständige Behandlungsform dar, sondern führt nur zur idealen Therapie hin. Er ist nicht wirklich eine „Methode“ (mit Alleinstellungsanspruch), sondern eher ein Prinzip, die praktische Umsetzung eines Naturgesetzes. Er ist schlicht und undogmatisch und so lässt er die wirklichen Segnungen der Schulmedizin gleichberechtigt stehen neben wirkungsvollen Alternativtherapien und der Erkenntnis der eigentlichen Krankheitsursachen. An dieser „Brücke“ zu bauen, die keine bestimmte medizinische Richtung vorschreibt, das ist mein größtes Anliegen.

Kurzer Blick in die Geschichte der Kinesiologie

Die Kinesiologie, die heute ein vielfältiges Gesicht mit unterschiedlichsten Ausrichtungen zeigt, entwickelte sich in den Sechziger- und Siebzigerjahren des 20. Jahrhunderts in Amerika aus dem Zusammenwirken mehrerer Therapeuten. Die Chiropraktiker George Goodheart und John Thie erforschten Wechselwirkungen im menschlichen Organismus zwischen Muskulatur und Wirbelsäule einerseits und inneren Organen andererseits. Sie legten dabei im Wesentlichen das Meridiansystem der traditionellen chinesischen Medizin zugrunde, erarbeiteten die Bezüge der Meridiane zu spezifischen Muskeln und entwickelten die Methode, die Funktion dieser Muskeln und damit die Integrität des jeweiligen Meridians zu überprüfen. Energetische Beeinträchtigungen der Muskeln weisen dabei auf Störungen im zugehörigen Meridian hin, dem wiederum nicht nur Organe, sondern auch Drüsen, Gewebestrukturen, Sinnesorgane, Emotionen und mehr zugeordnet werden. Durch Stimulieren bestimmter Reflexpunkte lassen sich die gestörten Meridiane harmonisieren und „geschwächte" Muskeln stärken.

Damit integrierten Goodheart und Thie auch die Entdeckungen von Frank Chapman und Terrence Bennet in ihre Arbeit. Chapman fand Punkte und Zonen auf der Körperoberfläche, die mit den Meridianen reflektorisch verbunden sind. Eine leichte Reizung dieser Zonen, etwa durch Reiben, regt die Lymphzirkulation an und entgiftet auf diese Weise die entsprechenden Körperregionen. Bennet entdeckte, dass die Berührung bestimmter Punkte am Kopf die Durchblutung korrespondierender Gehirnareale steigerte – die Grundlage vor allem für emotionalen Stressabbau.

Die Entwicklungsarbeit von Goodheart und Thie ist die Basis der meisten kinesiologischen Richtungen, vor allem des *Touch for Health*, das zur Selbsthilfe und Gesundheitsvorsorge entwickelt wurde. Auf dieser Grundlage entstanden weitere kinesiologische Varianten mit unterschiedlichen Anwendungsgebieten, von denen ich zwei besonders erwähnen möchte: die emotionale Balancierung und *Brain-Gym*® als Methode zur Förderung des Lernens.

Die Amerikaner Gordon Stokes und Daniel Whiteside entwickelten die Grundlagen des *Touch for Health* weiter, um speziell an emotionalen Blockaden zu arbeiten. Mit ihren Techniken und Übungen, die sie unter dem Namen *Three in One Concepts®* zusammenfassten, lassen sich untaugliche, meist vor langer Zeit erworbene Reaktionsweisen aufdecken und in gewünschter Ausrichtung neu bahnen. Weitere Pioniere waren Wayne Topping (*Das Muskeltest-ABC*) und der Psychiater Dr. John Diamond, der mit seinem Buch *Der Körper lügt nicht* die Kinesiologie einem breiten Publikum zugänglich machte. (Beide Bücher sind im Verlag VAK erschienen.)

Die Kinesiologie wurde und wird durch die unterschiedlichsten Bedürfnisse und Ideen ihrer Anwender ständig weiterentwickelt. Der *Professional Kinesiology Practitioner* und die *Behavioural Kinesiology* weisen zum Teil schon ein wenig in Richtung auf unsere Arbeit, indem sie die Einflüsse des Lebensumfelds auf den Organismus untersuchen. Andere Varianten widmen sich verschiedenen Spezialgebieten, bei denen die Kinesiologie als solche nur noch eine untergeordnete Rolle spielt.

Hervorheben möchte ich noch eine äußerst effektive Richtung, die wir primär der Arbeit von Gail und Paul E. Dennison zu verdanken haben: die *Edukinestetik* mit ihrem Übungsprogramm Brain-Gym®. Diese Methode erreicht mit einfachen Bewegungsübungen die optimale Koordination beider Gehirnhälften und trägt damit zur Maximierung von Konzentration, Denkvermögen und Kreativität bei. Hierüber gibt es umfangreiche Literatur, die auch gut zum autodidaktischen Studium geeignet ist. Schulen öffnen sich zunehmend dieser überzeugenden Lernhilfe; interessierten Lehrern, Erziehern und Eltern wird eine große Auswahl von Kursen angeboten.

In ähnlicher Weise hat sich die Kinesiologie in *unseren* Händen gewandelt und den Erfordernissen unserer Arbeit angepasst. Die Bedingungen in einer großen Hausarztpraxis ließen den umfassenden Einsatz etwa des klassischen *Touch for Health* zeitlich nicht zu; außerdem war meine Intention ohnehin nicht nur, eine regulierende Therapie zu finden. Ich erahnte im Muskeltest die Möglichkeit, eine

Antwort auf meine eigentlichen Fragen nach Gesundheit und Krankheit zu finden. Ich brauchte einfache und praktikable Hilfsmittel, um individuell und effektiv zu klären:

1. Was liegt vor?
2. Wie ist es dazu gekommen?
3. Welches ist die optimale Therapieform?

Solange man, wie Goodheart und andere, auf der physiotherapeutischen Ebene arbeitet, ist das *Touch for Health* eine ideale Methode: Sie bleibt völlig im neuromuskulären Funktionssystem, sowohl diagnostisch wie therapeutisch wie auch klinisch betrachtet. Aber schon die damals erste Patientin, die verzweifelt Rat suchte und der ich den Test anbot, benötigte eine Antwort auf die Frage, warum ihr erstes Kind tot zur Welt gekommen war und was sie tun konnte, um dies beim zweiten Kind zu verhindern. Eine Balancierung mit *Touch for Health* allein hätte ihr sicherlich nicht dasselbe Vertrauen vermittelt wie die (für sie nachvollziehbare) *Erkenntnis*, was ihrem Körper geschadet hatte. Diese Erkenntnis ließ sich aber erst durch modifiziertes Arbeiten mit dem Muskeltest ermitteln.

So entwickelte ich im Laufe der Jahre durch tausendfache praktische Anwendung in meinen Sprechstunden ein strukturiertes System, das mir über den Muskeltest eine Krankheitsanalyse und das Verständnis für die jeweiligen Ursachen und Auslöser vermittelte. Damit wird einerseits die Therapie zur logischen Antwort auf die ursächliche Schädigung, andererseits motiviert die *Erkenntnis* den Patienten eher zu den notwendigen Konsequenzen in der Lebensführung (beispielsweise Zahnbehandlung, Narbenentstörung, spezifische Toxinausleitung, Trauma-Aufarbeitung, Ernährungsumstellung oder Ähnliches). Diesen Weg möchte ich Ihnen als Gerüst für einen vielfältigen Einsatz im Sinne von Gesundheit und Heilung vorstellen.

Weshalb gerade der Muskeltest?

Die oben erwähnten Wechselwirkungen zwischen Reflexpunkten, Muskeln und inneren Organen sind therapeutisch zweifellos effizient. Wenn man sich in diesem System bewegt, finden sich deutliche Parallelen zu anderen Verfahren wie Akupunktur und Reflexzonentherapie. Auch diese regulieren ja Dysbalancen im Organismus reflektorisch, jedoch in der Regel, ohne nachzuvollziehen, wodurch die Störung entstanden ist, und auch, ohne andere Behandlungswege mit einzubeziehen.

Diese Methoden, bei denen man aus schulmedizinischer Sicht „nicht weiß, was man eigentlich tut", werden gern in der Schublade der „Therapien für Gesunde" abgelegt. Sicherlich ist dies auch einer ihrer Ansprüche, nämlich zu regulieren, *bevor* es zum Ausbruch manifester Erkrankungen kommt. Was darüber hinausgeht, wird ähnlich beargwöhnt wie die früher in westlichen Ländern geschmähte Akupunktur, die von der Ärzteschaft zunächst vehement attackiert wurde; dieselben Institutionen fordern inzwischen, die Akupunktur wegen ihrer durchgreifenden Wirkung nur noch in die Hände von Ärzten zu legen ...

Eine erfolgreiche Akupunktur setzt – wie jede Therapie – die vorangegangene Diagnostik voraus. Die klassischen chinesischen Diagnoseverfahren erfordern allerdings eine ganz eigene Denkart und eine umfangreiche zusätzliche Ausbildung, die sich nicht auf den westlichen Studiengängen aufbauen lässt und somit eine große Hürde für ihren seriösen Einsatz bildet. Das Bezugssystem ist dem westlichen Denken derart fremd, dass es nicht nur erfordert, etwas dazuzulernen, sondern *neu* zu lernen. Einen wichtigen Schritt hin zur Synthese beider Denksysteme hat die Elektroakupunktur nach Voll (EAV) getan, bei der aus Veränderungen des elektrischen Widerstands an Akupunkturpunkten auf Störungen von Meridianen und zugeordneten Organen geschlossen wird. Auf diese Weise können insbesondere biochemisch ausgelöste Krankheitsprozesse hervorragend erfasst und optimale ausgleichende Therapien festgelegt werden.

Damit vergleichbar und ähnlich zu verstehen ist unser Einsatz des analytischen Muskeltests: Ebenso, wie sich die Elektroakupunktur über die klassische Akupunktur hinaus von einem Therapie- zu einem Diagnoseverfahren entwickelt hat, kann auch die Kinesiologie *entweder* primär therapeutisch (*Touch for Health*) *oder* verstärkt analytisch angewendet werden. Für mich liegt der Vorteil hier besonders darin, dass man mit minimalem Aufwand an Material und Zeit zu einer Analyse des Krankheitsgeschehens kommt, die Ursachen nach ihrer Wertigkeit erkennt und damit äußerst ökonomisch behandeln kann. Dies ist (bei aller Anerkennung für die bioelektrischen Messverfahren) meines Wissens mit kaum einer anderen Methode so deutlich möglich wie mit dem kinesiologischen Muskeltest. Insofern sehe ich auch keinen Vorteil darin, den Muskeltest durch Einsatz eines technischen Gerätes „überzeugender“ oder „objektiver“ zu machen, denn wenn der Muskeltest fundiert dargeboten wird, werden ihn auch kritische Geister akzeptieren.

Ein Vorteil gegenüber der Arbeit mit Geräten ist zudem, dass der Muskeltest nicht durch elektromagnetische Einflüsse aus dem Test*umfeld* irritiert werden kann, da keine (technische) elektrische Messung stattfindet. Wenn man einige Grundregeln beachtet, ist er kaum störanfällig.

Dem Muskeltest sehr ähnlich ist ein altes östliches Diagnoseverfahren, die *Pulsdiagnostik.* Hierbei beurteilt man die Veränderung des Radialispulses unter verschiedenen Bedingungen, ähnlich, wie der Muskeltest Muskelreaktionen vergleicht. Es ist ein äußerst sensibles Instrument; da die Differenzen sehr subtil sind, bedarf es langer Übung, um ihn sicher anwenden zu können. Außerdem hat auch diese Methode den Nachteil, dass der Getestete die Reaktionen nicht selbst spürt.

Somit sprechen in meinen Augen wesentliche Argumente bevorzugt für den kinesiologischen Muskeltest: Das Erleben des Tests am eigenen Leibe überzeugt am stärksten und bewirkt – weil die Stimmigkeit demonstriert werden kann – ein hohes Maß an Motivation zur Mitarbeit. Was kann man sich als Therapeut Besseres wünschen? Zudem ist der Muskeltest einfach anzuwenden, zu jeder Zeit und an jedem Ort. Er ist praktisch, zuverlässig – und kostensparend.

Teil I

Die Grundlagen des Muskeltestens

Die Physiologie

Die Frucht von 25 Jahren Praxiserfahrung, 20 Jahren Unterricht, Hunderten von Patienten und Kursteilnehmern, mehr als einer Million „Armdrückern“ und drei ausführlichen Büchern zum Thema Muskeltest ist eine einfache Erkenntnis: Der Muskeltest ist durch und durch logisch. Sein Einsatz und Erfolg lebt von folgerichtigem Denken. Und das macht ihn geeignet, ihn plausibel zu vermitteln, durchaus auch in einem Buch. Seine Physiologie, die Technik des Testens, das Anwendungssystem und der Zweck seines Einsatzes in einer zu untersuchenden Materie sind durchweg in Worte zu fassen und nachzuvollziehen. Beginnen wir mit der Physiologie.

Der Muskeltest beruht auf zwei physiologischen Prinzipien:

- auf der neurophysiologischen Basis einer Reizreaktion und
- auf der idiomotorischen Steuerung.

Was in der EDV – als Grundlage all ihrer Funktionen – die Elektrophysik ist („Strom fließt / Stromfluss unterbrochen“), entspricht in der Steuerung unserer willkürlichen Skelettmuskulatur der Polarität von „Muskelkontrolle vorhanden / Muskelkontrolle unterbrochen“. So wie EDV-Nutzer auf dieser Basis mit (vorgefertigten) Programmen arbeiten beziehungsweise eigene Programme erstellen können, so ergibt auch die Anwendung des Muskeltests im Wesentlichen nur unter einem programmatischen Aspekt Sinn; das wird durch die *Idiomotorik* ermöglicht. (Dazu weiter unten Näheres.)

Die „Stressreaktion“

Unsere Skelettmuskulatur wird im Großen und Ganzen willkürlich benutzt: In der Regel tun wir mit unserem Bewegungsapparat das, was wir wollen.

Sobald unsere Sinne eine plötzliche Gefahr wahrnehmen, wird diese willentliche Steuerung kurz unterbrochen, um automatischen, reflektorischen Handlungen wie Flucht oder Angriff Raum zu geben und schnellen Reaktionen nicht in die Quere zu kommen. Dieser kurzfristige Verlust der Kontrolle über die Skelettmuskulatur bei Konfrontation mit einem (auch minimalen) Gefahrenreiz ist die „Hardware“ des Muskeltests. Der „Kontrollverlust“ betrifft die gesamte willkürlich gesteuerte Muskulatur.

Die Wahrnehmung von Gefahren (mit den darauf folgenden entsprechenden Stressreaktionen) ist äußerst sensibel und bleibt oft unterschwellig, dringt also nicht immer bis ins Bewusstsein vor. Am Verlust der willkürlichen Muskelkontrolle lassen sich jedoch im Rückschlussverfahren solche Gefahrenreize ablesen.

Die Fähigkeit zur Reaktion auf Stressreize ist eine physiologische *Voraussetzung* für das „technische“ Funktionieren des Muskeltests, aber keineswegs eine ausreichende Erklärung zum Verständnis der Testabläufe und Testergebnisse. Die subtile Aussagekraft, die der Muskeltest zeigt, erklärt sich erst durch die Funktion der *Idiomotorik*, die ich im Folgenden erläutern werde. Mit ihr wird es möglich, auf einfache und ökonomische Weise Testserien unter verschiedenen Aspekten durchzuführen, beispielsweise: notwendige Therapiemaßnahmen festzulegen, aus einer Menge von Nahrungsmitteln die verträglichen oder die diätetisch geeigneten herauszufiltern oder aus einer Auswahl von infrage kommenden Medikamenten schnell und gezielt die wirksamsten zu bestimmen.

Auf das Prinzip der „idiomotorischen Steuerung“ werde ich in den nachfolgenden Abschnitten wiederholt und vertieft zurückkommen. Bitte lassen Sie sich von diesen theoretischen Gedankengängen nicht verschrecken: Es lohnt sich, diese Grundlage des Muskeltests zu erarbeiten und zu verstehen, denn daraus können Sie in der praktischen Anwendung Ihre individuellen Testkonzepte entwickeln und können auf unterschiedlichste Herausforderungen beim Einsatz des Muskeltests flexibel reagieren.

Die idiomotorische Steuerung

> *Idiomotorik* bedeutet zunächst einmal nur, dass Bewegungen ohne willentlichen Einfluss vollzogen werden; Beispiel: die unbewusste Mimik. Für unseren Zusammenhang ist jedoch von besonderem Wert, dass solche *unbewussten* muskulären Abläufe auch *bewusst* genutzt, sozusagen programmiert werden können. So kann man dem Unterbewusstsein beziehungsweise dem vegetativen Nervensystem *willentlich* den Auftrag oder die Erlaubnis geben, „aus sich heraus" mit einer bestimmten vereinbarten Bewegung zu antworten.

Dieses Prinzip ist vor allem aus der Hypnotherapie bekannt, die auf diesem Wege Informationen aus dem Unterbewusstsein an die Oberfläche holt: Bei einer Trancesitzung wird eingangs vereinbart – oder „programmiert" –, dass der Klient innerhalb des hypnotischen „Zwiegesprächs" *ohne weiteren eigenen Willenseinfluss* beispielsweise die rechte Hand hebt, wenn die Antwort auf eine Frage des Therapeuten „ja" lautet, und die linke Hand, wenn die Antwort „nein" lautet (oder umgekehrt). Die einmalige Einwilligung macht dann den Weg dafür frei, dass unbewusste innere Informationen „per Handzeichen" abgerufen werden können. So gesehen wird auch in der Hypnose eine Art „Muskeltest" benutzt, nämlich in Form des Handzeichens; in *unserer* Anwendungsweise geschieht das Gleiche durch „Halten" oder „Kontrollverlust" des getesteten Armmuskels. Letztlich ist es unerheblich, ob der Auftrag an das neuromuskuläre System lautet: „Hebe die linke (beziehungsweise rechte) Hand!", oder wie beim Muskeltest: „Die Muskelkontrolle bleibt erhalten (beziehungsweise wird unterbrochen)." Eine hypnotische Trance ist dafür nicht erforderlich.

Durch die Idiomotorik wird der Muskeltest weit mehr als ein mechanistischer Stressindikator. Aus der Hypnotherapie und auch aus dem Autogenen Training ist bekannt, dass sich durch Ansprechen des Organismus physiologische Abläufe nachweislich (labormedizinisch nachweisbar) beeinflussen lassen (Heilhypnose). Das heißt, dass gehörte Worte über das Bewusstsein (ZNS) ins Unterbewusstsein dringen und dort über das vegetative Nervensystem (VNS) auf eine Schnittstelle zu Organen treffen, wo sie Wirkungen auslösen. Wenn dieser Weg in die *eine* Richtung begehbar ist, liegt auch der *umgekehrte* Weg nahe, nämlich Informationen aus dem Organismus via VNS ins ZNS abzurufen; die Skelettmuskulatur, die ja sowohl vom bewussten wie vom vegetativen Nervensystem gesteuert wird, ist dann bei der Anwendung des Muskeltests Schnittstelle beziehungsweise Übersetzer dieser Informationen.

> Während die reine Reiz-Stress-Reaktion der Muskelphysiologie nur ein sehr eingeschränktes Untersuchungsspektrum erlaubt, öffnen sich mit der Idiomotorik ungeahnte Möglichkeiten der „Programmierung“ – ähnlich wie bei der EDV, wo die physikalische Grundlage simpel ist, aber geniale Anwendungen wie Internet und Datenbanken ermöglicht. So wird der Muskeltest ein Anzeiger höchst individueller und spezifischer Informationen, die weit über den Nachweis von Stressphänomenen hinausgehen.

Falls Ihnen von diesen etwas abstrakten Hintergründen der Kopf ein wenig rauchen sollte, lassen Sie sich davon bitte nicht „stressen“; wir werden des Öfteren darauf zurückkommen, sodass sich manches, was noch wenig plastisch erscheint, weiter erschließen wird.

Die Technik des Muskeltestens

Eine Untersuchung per Muskeltest muss konsequenterweise die physiologischen Grundlagen berücksichtigen, um korrekte Ergebnisse zu erhalten. Sie beabsichtigt die *Prüfung der Muskelkontrolle*, nicht das Messen von Muskel*kraft*, und das erfordert eine entsprechende Untersuchungstechnik. (Zwar ist auch die Muskel*kraft* bei einer Stressreaktion reduziert, aber sie ist nicht so zuverlässig eichbar wie die Prüfung zum Beispiel eines willentlichen Halteimpulses.)

Der Muskeltest kann zwar theoretisch an *jedem* willkürlich gesteuerten Muskel vorgenommen werden, doch ist nicht jede Muskelpartie und jede Haltung gleichermaßen praktisch in der Anwendung. Besonders bewährt hat sich der *Armhaltetest*. Bevor ich ihn beschreibe, zunächst ein paar Worte zum äußeren Arrangement, damit Sie gleich innere Bilder zu meiner Beschreibung entwickeln können:

Ich bevorzuge es, den Test *im Sitzen* durchzuführen. Stehende Positionen der Getesteten habe ich zwar in meiner eigenen Ausbildung kennengelernt, finde sie aber für ein therapeutisches Miteinander (vor allem und ganz besonders in der psychotherapeutischen Begleitung!) wenig förderlich und der Situation unangemessen. So habe ich denn meine Patienten anfangs überwiegend auf der Untersuchungsliege getestet. Aber auch diese Position empfand ich, wenn ich mich selbst einmal als Patientin wiederfand, gerade in der psychologischen Arbeit als unangenehm, fast wie „auf der Schlachtbank".

Eine ebenbürtige Beziehung und eine entspannende Atmosphäre lassen sich am besten herstellen, wenn die Patienten sitzen, wobei ich mich seitlich vom Patienten positioniere. Meine teuerste „Investition" in meine Ausstattung war deshalb ein sehr bequemer gepolsterter Stuhl, der sich bei Bedarf mit einem einfachen Handgriff in eine mehr liegende Position verstellen lässt und jedem Patienten seine Lieblingssitzhaltung ermöglicht. (Man braucht nicht unbedingt ein Luxusmodell, Relaxsessel gibt es zu durchaus vertretbaren Preisen.)

Testanleitung

1. Die zu untersuchende Person sitzt auf einem Stuhl und streckt einen Arm mit etwas Spannung, aber ohne Anstrengung waagerecht vor sich aus (so, als wolle sie auf einen entfernten Gegenstand zeigen).
2. Der untersuchende Tester sitzt seitlich von der Testperson und legt die testende Hand knapp oberhalb des Handgelenks der Testperson locker auf, ohne zunächst mit Gewicht zu belasten. Erfahrungsgemäß wird es von beiden Beteiligten als angenehm empfunden, wenn die freie Hand des Testers auf der Schulter (nicht auf dem Oberarm!) des Getesteten ruht.
3. Nach der Aufforderung „Bitte halten!" beginnt der Tester, mit der testenden Hand langsam (!) Druck aufzubauen, am günstigsten durch leichtes Verlagern des Körpergewichts in Richtung dieser Hand.

Der *allmähliche* Druckaufbau (etwa über 2 bis 3 Sekunden – anfangs empfiehlt es sich, dabei mitzuzählen!) macht es möglich, an einem bestimmten Punkt im getesteten Muskel und darüber hinaus im gesamten Körper so etwas wie ein „Einrasten" oder eine „Sperre" zu spüren. Dieser stabile Tonus ist die Eichung für das neuromuskuläre System, der Ausgangspunkt für jede weitere Untersuchung.

Übrigens: Je besser der Testende im Laufe der Zeit verinnerlicht, wie es funktioniert, desto leichter überträgt sich das auf den zu Testenden (ähnlich, wie ein guter Tänzer eine Tänzerin führen kann, auch ohne dass sie die einzelnen Tanzschritte kennt).

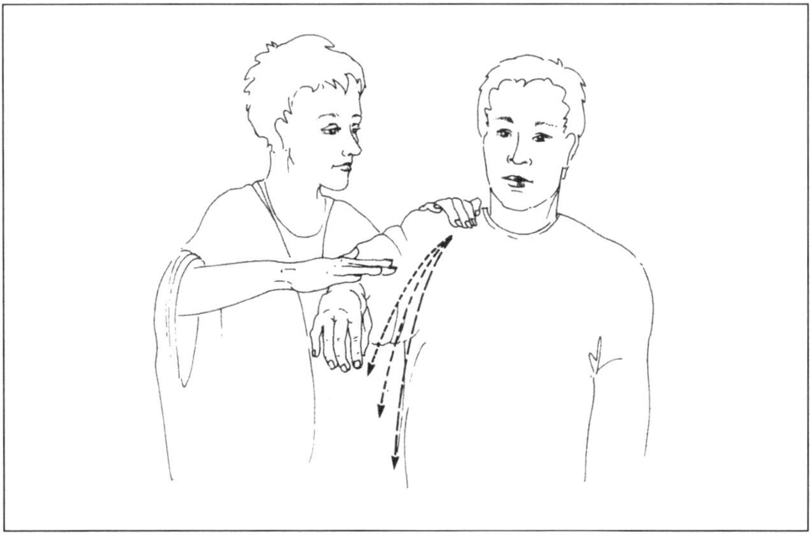

Die Testhaltung

Die korrekte Testtechnik ist eine entscheidende Voraussetzung für klar ablesbare Ergebnisse und wenig ermüdendes Testen!

Mechanisiertes Testdruck-Training

Da die korrekte Testtechnik eine entscheidende Arbeitsgrundlage für verlässliche Ergebnisse darstellt, ist das Trainieren dieser Technik unverzichtbar. Eine einfache, aber wirkungsvolle „Trockenübung“ gelingt mit einer *analogen Waage*, die eine Tragkraft möglichst von 5 kg und mehr hat. (Notfalls geht es auch mit Waagen bis gut 2 kg.)

Stellen Sie die Waage vor sich auf, in einem Abstand, der etwa Ihrer Unterarmlänge entspricht, und in einer Höhe zwischen Nabel und Schulter. Am besten testen Sie im Sitzen – die Waage kann dann auf einem Tisch vor Ihnen stehen.

Üben Sie auf dieser Waage eine so langsame Drucksteigerung bis zur Markierung von 1 kg (oder auch 700–800 g), dass Sie die Zeigerbewegung während des Druckaufbaus stetig verfolgen können, und

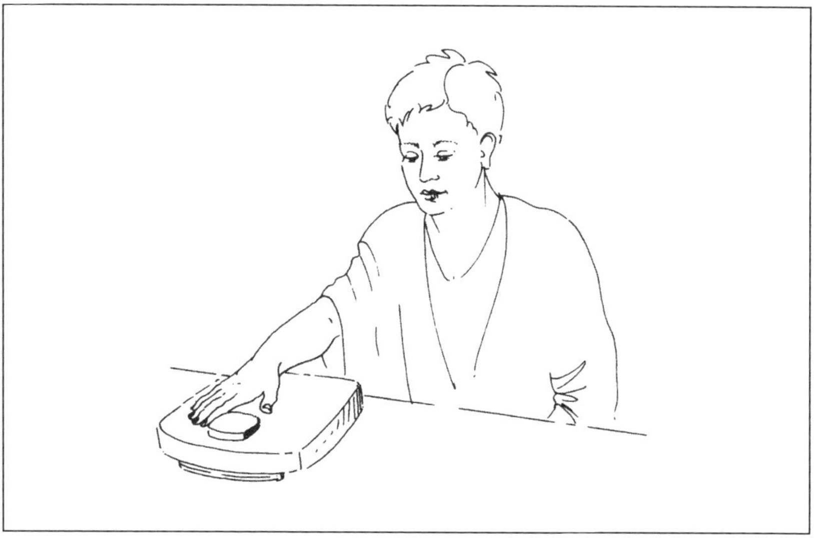

Das Testdruck-Training mit einer Waage

halten Sie den Druck bei dem angesteuerten Gewicht für einige Sekunden, ohne nennenswerte Schwankungen. So funktioniert es auch am Testmuskel!

Im Sinne eines Biofeedbacks können Sie unter Umständen sogar feststellen, dass bei einem bestimmten Testdruck Ihre eigene Muskulatur „einrastet". Bei den meisten Testenden liegt ein sorgsam aufgebauter Enddruck zwischen 700 und 1000 g.

Als Nächstes probieren Sie, durch *langsame* Gewichtssteigerung den Zeiger zunächst bis 2 kg, dann bis 4 kg zu bewegen (sofern die Waage dies ermöglicht): Spüren Sie, wie viel Krafteinsatz dazu schon benötigt wird?

Wenn Sie dann den Zeiger beobachten, während Sie *kurz und schnell*, das heißt: mit einem Impuls, auf die Waage drücken – wie weit geht der Zeiger in diesem Fall? (Meistens kurzfristig deutlich über 4 kg hinaus.) Beobachten Sie auch, wie weit der Zeiger geht, wenn Sie das Gefühl haben, nur „ganz wenig", aber schnell gedrückt zu haben!

Die Zeigerbewegung zeigt unerbittlich, wenn zu sehr impulshaft getestet wird – dann können Sie seiner Bewegung nicht mit den Augen folgen. Holen Sie sich auch beim Testen an einer Testperson den Waagenzeiger immer wieder einmal vor Ihr inneres Auge, sozusagen als Temporegler für den Druckaufbau!

Zurück zur Anwendung in der Realität: Zu Beginn sollten Tester und Getesteter probeweise mehrmals ein klares „Einrasten" erspüren. Erst danach weisen Sie darauf hin, wie das Körpersystem auf unterschiedliche Reize reagieren soll:

- *Muskelkontrolle* (in allen nachfolgenden Darstellungen dieses Buches mit + gekennzeichnet) bei Ja, bei positiven oder neutralen Reizen
- *Kontrollverlust* (mit – markiert) bei Nein, bei Störung oder Negativreiz

Dies wird am Getesteten demonstriert beziehungsweise geprüft. Hierzu muss man natürlich auch einen negativen Reiz in den Test einbeziehen, um den Unterschied deutlich zu machen.

Besonders bei der ersten Einstimmung einer Testperson auf den Muskeltest wähle ich als positive und negative Reize gern einfache Piktogramme, die eindeutig positiv beziehungsweise negativ belegt sind. Gut geeignet sind die bekannten Symbole von *Smilie* ☺ und *Heulie* ☹. Beim Betrachten des *Smilie* bleibt – da kein Stress ausgelöst wird – die Muskelkontrolle erhalten. Beim Anschauen des *Heulie* dagegen lässt sich der getestete Arm ohne erhöhten Druck nach unten bewegen. Dabei ist zu beachten, dass der Druck auch beim Negativreiz drei Sekunden beibehalten wird, da es sonst zu fälschlicherweise positiven Ergebnissen kommen kann. Nach drei Sekunden reagiert auch ein kraftvoll gehaltener Arm mit Nachgeben, während bei einem *stressfreien* Reiz der Druck auf den Testarm auch bis zu zehn Sekunden oder länger fortgesetzt werden kann, ohne dass der Muskel nachgibt.

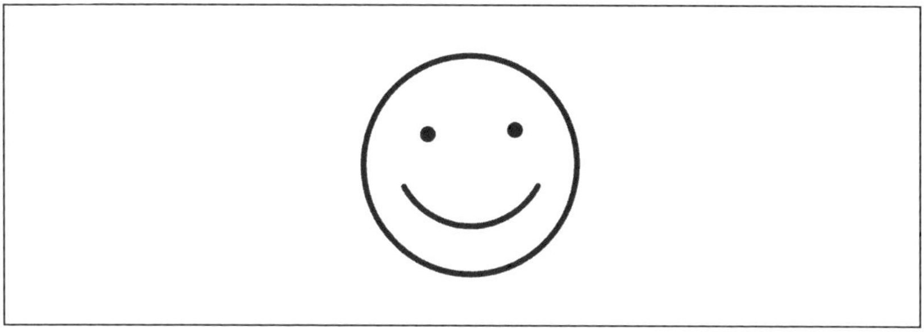

Smilie

Probieren Sie es einmal aus:

- *Smilie* anschauen lassen, Arm testen – Ergebnis?
- *Heulie* anschauen lassen, Arm testen – Ergebnis?

Ich kann längst nicht mehr zählen oder abschätzen, wie oft ich diesen Test bereits demonstriert habe, und trotz dieser langen Routine staune ich noch jedes Mal selbst, wenn ich den Test vorführe!

Nach dieser „Eichung“ beginnt der eigentliche Test, indem die Muskelkontrolle jeweils nach Konfrontation mit den zu untersuchenden Reizen überprüft wird, zum Beispiel durch Körperkontakt zu verschiedenen Objekten wie Nahrungsmitteln, Medikamenten oder Ähnlichem. Bei wiederholtem Testen unterstützt die an die Testperson gerichtete Aufforderung *„Halten!“* dessen Aufmerksamkeit für den Test.

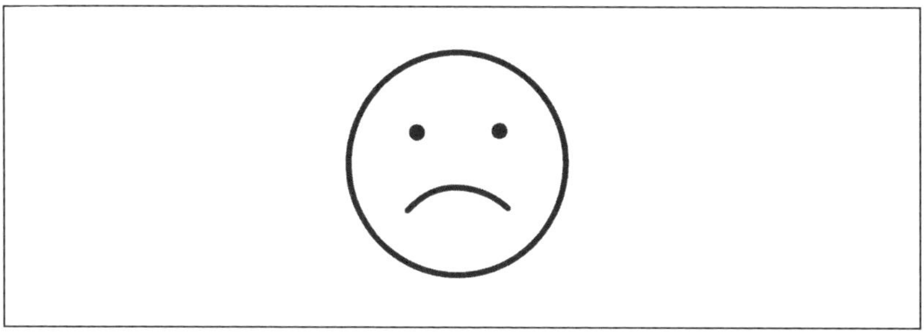

Heulie

Ein nach einem Negativreiz eingeschobener „Leertest“ (oder „Reset“ = Test *ohne* spezielle Reizeinwirkung) erinnert das neuromuskuläre System an die neutrale Ausgangsgröße des „Einrastens“. Wenn dieses „Reset“ nach Negativreaktionen bei seriellem Testen *nicht* beachtet wird, „vergisst“ das System leicht den Auftrag zur Muskelkontrolle, das heißt, auch bei Positivreizen kommt es dann unter Umständen nicht zur gewünschten Haltereaktion.

Die Adaptation

Bei der praktischen Anwendung des Muskeltests ist das Phänomen der Adaptation (= Reizgewöhnung) zu beachten: Sofern ein Stressreiz längere Zeit auf das neuromuskuläre System einwirkt, stellt sich nach wenigen Sekunden – variierend je nach Reizintensität – die willkürliche Muskelkontrolle wieder ein. Das macht den Reiz als solchen nicht „unschädlich“, ermöglicht dem Getesteten aber, die Muskelkontrolle wieder aktiv zu beherrschen. Aus dem Alltag ist uns diese Adaptation an Sinnesreize vielfach geläufig, wir gewöhnen uns an Lichtverhältnisse, Temperaturen, Geräusche und Ähnliches; genau dies ist auch für den Muskeltest von entscheidender Bedeutung. Denn erst aufgrund der Adaptation ist es überhaupt möglich, auch in einer möglicherweise störungsbelasteten (und damit potenziell Stress auslösenden) Umgebung den Muskeltest anzuwenden, weil die Steuerungsfunktion der willkürlichen Muskulatur durch Adaptation wiederhergestellt wird. Stellen Sie sich vor, wie entspannend es ist, *vor* dem Muskeltest die Umgebung für Ihren Patienten *nicht* erst von allem freimachen zu müssen, was eventuell einen subtilen Stressreiz bewirken könnte, wie Raumfarbe, Elektrosmog, ein Bild an der Wand oder Ihr Parfüm ... Dasselbe gilt für Dinge, die der Getestete selbst mitbringt: Auch er muss vor dem Test nicht alles mögliche ablegen (etwa Armbanduhren, Schmuckstücke und dergleichen) – er ist ja bereits daran adaptiert und Sie können gleich mit dem Testen beginnen.

Prüfen Sie das Adaptationsphänomen einmal selbst:

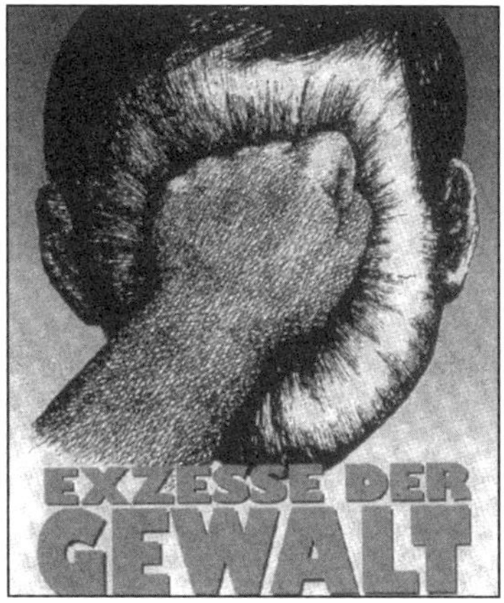

Älteres Titelfoto von *DER SPIEGEL* mit freundlicher Erlaubnis des Verlags

- Lassen Sie Ihre Testperson kontinuierlich auf das *Heulie*-Piktogramm schauen. Testen Sie den Arm (immer mit dem Hinweis: „Bitte halten!") gleich nach Konfrontation mit dem Bild und testen Sie in kurzen Abständen *erneut* – bei gleichzeitigem Blick auf das Bild. Vermutlich wird es weniger als zehn Sekunden dauern, bis der Arm wieder seine Haltekontrolle erlangt hat.
- Tun Sie dasselbe mit dem hier abgedruckten Bild. Wie lange braucht der Arm diesmal, bis er wieder hält? – Auf jeden Fall dauert es aufgrund des intensiveren Stressreizes erheblich länger als bei dem eher harmlosen *Heulie*. Bei manchen Probanden in unseren Kursen wirkte das Bild derart unangenehm, dass sie sich weigerten, den Test so lange durchzuführen, bis der Muskel die Kontrolle wiedererlangt hatte ...

Selbstverständlich können nicht nur reale oder virtuelle *Bildreize* auf diese Weise in ihrer Auswirkung auf das Körpersystem getestet werden, sondern ebenso Klänge und Geräusche, Düfte und so weiter.

Der Substanztest

Eine Sinneswahrnehmung ganz besonderer Art ist eine, für die die wissenschaftliche Erklärung (= Nachweis von Rezeptoren) noch aussteht, obwohl sie faktisch zuverlässig belegt werden kann: unsere Fähigkeit, allein durch Körperkontakt Substanzen differenziert einzuschätzen. Es ist phänomenal, dass allein der äußerliche Kontakt zu einer Frucht, zu einem Medikament oder einem Waschpulver in der Lage ist, unsere muskuläre Reaktion zu verändern – und das selbst dann, wenn sich diese Substanzen in Testbehältern wie Laborröhrchen oder Glasampullen befinden! Das setzt doch voraus, dass von der jeweiligen Substanz Reize ausgehen, die von Sensoren unseres Körpers wahrgenommen werden können.

Beides hat noch keine ausreichende wissenschaftliche Erklärung gefunden und dürfte kritischen Geistern (verständlicherweise) suspekt erscheinen. Und ich werde mich jetzt auch nicht an einer improvisierten Theorie versuchen – eine wirklich schlüssige kann ich nämlich nicht anbieten. Zwar werden derzeit im Zusammenhang mit der Quantenphysik Hypothesen dazu angeboten, Biophotonen werden ins Spiel gebracht, allerorten ist von Schwingungen und Energien die Rede. Doch solange ich Dinge selbst (noch) nicht verstehe, scheue ich mich, sie zu „erklären"; viel zu oft haben sich zu frühe Hypothesen als untauglich erwiesen, nachdem sie sich bereits in den Köpfen der Mehrheit festgesetzt hatten. Lieber überlasse ich es anderen klugen Geistern, die Hintergründe zu erforschen; ich selbst verlasse mich hier auf die jahrelangen empirischen Belege – meine Erfahrungen und die Erfahrungen vieler weiterer Anwender.

Das heißt also, unser reizverarbeitendes Nervensystem (und damit auch der Testmuskel) ist unbestreitbar in der Lage, zu „erkennen", inwieweit chemische und sonstige Substanzen in Bezug auf den Organismus zuträglich sind oder Gefahr signalisieren; dieses „Erkennen" gelingt, ohne dass die Zusammensetzung des Stoffes bekannt ist und ohne dass dieser Stoff in den Körper aufgenommen wird (durch Schlucken, Einatmen oder Injektion). Hierin liegt eine der genialen Qualitäten des Muskeltests, weil genau *das* funktioniert!

So können Sie den Substanztest ausprobieren:

- Stellen Sie eine kleine Auswahl von Nahrungs- und Genussmitteln zusammen, unter denen Gesundes und auch Ungesundes (wie eine Zigarette oder raffinierter Zucker) zu finden ist.
- Geben Sie es – nach entsprechendem Vortest mit *Smilie* und *Heulie* – Ihrer Testperson in die Hand und prüfen Sie die Muskelkontrolle.
- Gibt es unterschiedliche Reaktionen? Können Sie diese erklären?

Vermutlich sind manche Ergebnisse schlüssig, möglicherweise aber nicht alle. Bevor Sie sich über unerwartete Ergebnisse den Kopf zerbrechen, lassen Sie uns noch die weiteren Grundlagen unseres Testsystems genauer betrachten.

Der Verlust der Muskelkontrolle beim Testen von Substanzen im Körperkontakt verweist zunächst auf einen Gefahrenreiz oder „Stress". Bei der alleinigen Reizkonfrontation mit einer Substanz wäre „Gefahr" die einzig zulässige Schlussfolgerung. Schon damit wäre ein wertvolles Testinstrument gewonnen, dessen Spektrum jedoch recht beschränkt bliebe. Am Beispiel der Nahrungsmittel wird das vielleicht schon deutlich: Der schwach reagierende Arm sagt zwar „Finger weg!", hilft aber nicht zu verstehen, weshalb.

Der Dialogtest

Das wesentliche Potenzial des Muskeltests erschließt sich, wie schon erwähnt, aber erst auf der Basis der *Idiomotorik*. Durch ihre Funktion wird es möglich, nicht nur Reaktionen auf Reize abzulesen, die gegebenenfalls noch interpretiert werden müssen, sondern per Muskeltest mit dem Körper zu kommunizieren. Wissenschaftlich Denkenden mag das auf den ersten Blick etwas befremdlich erscheinen:

Die Erfahrungen mit dem Muskeltest belegen tatsächlich, dass wir dem Organismus „Fragen stellen“ können, die über Muskelreaktionen „beantwortet“ werden. Das ist von unschätzbarem Wert in der Heilkunde, wenn es dadurch zum Beispiel möglich wird, vom Körpersystem selbst zu erfahren, welche therapeutischen Maßnahmen sinnvoll oder dringend erforderlich oder auch überflüssig sind.

Was medizinischem Anspruch zunächst obskur oder zumindest ausgesprochen ungewöhnlich erscheint, lässt sich aber durchaus (physio-) logisch erklären: Einerseits sind vegetatives Nervensystem (VNS) beziehungsweise Unterbewusstsein und Bewusstsein in der Steuerung der Skelettmuskulatur miteinander verknüpft und beeinflussen einander idiomotorisch, sodass die Muskelreaktion Informationen aus dem Un(ter)bewussten ins Bewusstsein transportieren kann. Andererseits ist auch die Sprache sowohl mit der bewussten wie mit der unbewussten Ebene verbunden. (Worte können im VNS physiologische Reaktionen auslösen, etwa beim Autogenen Training oder bei einer Liebeserklärung ...) Die vielschichtige Vernetzung innerhalb unseres Gehirns legt es nahe, dass es auch Verschaltungen gibt, die über die Kombination von Sprache und Muskelreaktion sozusagen ein Zwiegespräch mit unbewussten Instanzen unseres Körpers möglich machen.

Die idiomotorische Steuerung des Muskeltests kann also in ein „Gesprächssystem“ (im weitesten Sinne) integriert werden; das bedeutet, Fragen an das Unterbewusstsein zu richten und die Reaktion des Muskels als Antwort des Unterbewusstseins anzunehmen. Man führt sozusagen ein Gespräch mit dem Gegenüber und lässt dabei nicht seinen bewussten Verstand, sondern unterbewusste Instanzen zu Wort kommen. So könnte zum Beispiel formuliert (gefragt) werden: „Eine Operation ist für den Heilungsprozess notwendig“, und das Halten des getesteten Arms würde Bejahung dieser Aussage bedeuten ... Doch lassen Sie uns schrittweise vorangehen und uns weitere Vorbedingungen anschauen.

Für einen Dialog mit dem Un(ter)bewussten ist zunächst die prinzipielle Entscheidung zu treffen, ob in einem solchen Dialog

Fragen gestellt oder *Aussagen geprüft* werden sollten – beides ist grundsätzlich möglich. Wenn Fragen gestellt werden, erwartet man vom Testmuskel eine bestimmte Reaktion – bejahend oder verneinend. Dabei ist es nicht naturgegeben, *wie* ein Ja oder Nein aussieht; die Idiomotorik erlaubt, das Ja sowohl durch das *Halten* des Arms als auch durch *Kontrollverlust* der Muskulatur auszudrücken. Sinnvoll ist es, für die eigene Arbeit vorab ein für alle Mal den eigenen Untersuchungsmodus festzulegen und hier möglichst einer Logik zu folgen; in diesem Sinne wird in der Regel die *Aufrechterhaltung* der Muskelkontrolle als „Ja" gewertet und ein „Nein" mit *Kontrollverlust* gleichgesetzt. Im Folgenden werde ich durchgängig von dieser Annahme ausgehen.

Fragen zu stellen und die Muskelantwort abzulesen, das scheint zunächst nahezuliegen. Zwar ist diese Praxis bei vielen Anwendern des Muskeltests gängig und auch keineswegs falsch, andererseits ist sie nicht optimal. Denn zwei Vorteile sprechen mehr für das *Prüfen von Aussagen*: Erstens *klingen* Aussagen klarer als Fragen, die sprachlich eine gewisse atmosphärische Unsicherheit transportieren. Zweitens – und das ist wichtiger – lassen sich auch *negierte Aussagen* eindeutig per Muskeltest prüfen, während eine *Frage, die eine Negation enthält*, im System und damit in der Muskelreaktion für Verwirrung sorgt.

Ein Beispiel:

„Ist Rom die Hauptstadt von Italien?" – Darauf dürfte der Muskel problemlos mit einem „Ja" reagieren.

„Ist Rom die Hauptstadt von Schweden?" – Das würde ebenfalls eindeutig mit einem „Nein" beantwortet.

Wie aber reagiert der Muskel, wenn die Frage gestellt wird: „Ist Rom *nicht* die Hauptstadt von Schweden?" Wie *bewerten* wir die jeweilige Muskelreaktion? …

Einfach wird es dagegen mit der *Aussage:* „Rom ist *nicht* die Hauptstadt von Schweden." Dann reagiert das System bei Zustimmung mit dem Halten des Muskels.

Wenn Sie den Dialogtest hier einmal selbst ausprobieren möchten, sollten Sie mit ein paar eindeutigen und einfachen Aussagen beginnen. Empfehlenswert sind einfache Rechenaufgaben („zwei plus drei ergibt fünf" / „zwei plus drei ergibt sieben") oder auch sonstige unzweifelhafte Aussagen wie „Heute ist … (Wochentag)" oder „Wir sind hier in … (Ort des Aufenthalts)" oder „Ich bin … Jahre alt". Für anfängliche Übungen mit dem Muskeltest ist es wichtig, dass zunächst keine komplexen Sachverhalte formuliert werden und möglichst auch keine Themen, die emotional belastet sein können (wie „Ich sollte mich scheiden lassen"). Denn zunächst geht es darum, den Test als solchen zu erforschen und zu trainieren. Potenziell problematische Inhalte brauchen eine umfassendere Vorbereitung und Sicherheit in der Anwendung des Tests.

Im Muskeltest-Dialog zu arbeiten erfordert hohe Konzentration und strengt bei längeren Untersuchungsgängen an. Das wiederum beeinträchtigt die zugleich geforderte *entspannte* Aufmerksamkeit, die eine entscheidende Grundlage für die klare Anwendung des Muskeltests ist. (Dazu später mehr.) Deshalb sollte der Muskeltest-*Dialog* möglichst nur dort eingesetzt werden, wo sich keine bessere Alternative anbietet.

Der Rastertest

Die Aussagekraft des Muskeltests beruht zu einem entscheidenden Teil auf der Fähigkeit des Organismus, durch reinen Körperkontakt wahrzunehmen, welche Auswirkung beispielsweise eine Substanz auf ihn hat. Damit ergibt sich die Möglichkeit, den Muskeltest für die Auswahl von Therapiemitteln einzusetzen. In diesen Fällen kann man allerdings nicht von Stressreizen sprechen: Wenn beispielsweise aus einer Vielzahl biologisch angebauter Kräutertees *ein* Tee für eine bestimmte Indikation wie Husten oder Blähbauch ausgewählt werden soll, können die Tees, die hierfür nicht infrage kommen, wohl kaum als „Stress“ für den Organismus verstanden werden.

Erst die Idiomotorik erlaubt es, das zu erfahren, was wir uns vom Muskeltest erhoffen, nämlich einen geeigneten Tee zur Behandlung herauszufinden. Um dort, wo nicht Stress (= Gefahr) nachgewiesen werden soll, aussagekräftige Informationen zu bekommen, müssen wir die Sprache mit einbringen. Theoretisch wäre das möglich, indem zu jedem Objekt – also hier zu jedem einzelnen Tee – ein entsprechender Satz ausformuliert würde („Dieser Tee ist geeignet, den Husten zu lindern“ oder ähnlich). Ein mühseliges Verfahren, wenn das bei zwanzig oder mehr Tees jeweils wiederholt werden muss! Das ist aufwendig und erfordert viel Konzentration. Geht es nicht einfacher und entspannter?

Ja, es geht, und zwar, indem unsere Intention (Tee, der Husten lindert) nicht bei jedem Testobjekt einzeln neu ausgesprochen, sondern an den Beginn einer Testserie gestellt wird, im Sinne eines *Auftrags*, der für alle nachfolgenden Objekte gilt. So könnte es vorab heißen: „Wir suchen einen Tee, der den Husten lindert – der Arm bleibt gehalten bei dem Tee, der optimal geeignet ist; bei allen anderen gibt er nach.“ Wenn dann eine Teeprobe nach der anderen in die Hand gegeben wird, bedarf es keiner begleitenden Kommentare; der Muskeltest entscheidet zuverlässig nach dem vorab genannten Kriterium, das während der ganzen Testserie wie in Leuchtschrift über dem Ablauf stehen bleibt. Wenn dieser Suchauftrag geändert wird, folgt die Muskelreaktion auch dem neuen Kriterium: Beim Durchtesten derselben Teesorten unter dem Aspekt „Er soll abführend wirken“ wird der Körper tatsächlich einen anderen Tee auswählen und dies per Muskeltest anzeigen.

> *Kurzcharakterisierung des Rastertests*
>
> Die Form der Anwendung des Muskeltests, bei der wir vorab Suchkriterien festlegen, nenne ich „Rastertest". Was sich hier sehr nüchtern-schematisch anhört, schafft eine entlastende Ordnung beim Testen in Serien: Wir erstellen mit der Definition der Suchvorgabe sozusagen eine Tabelle mit zwei Spalten, in die die Testobjekte einsortiert werden. In die eine Spalte werden Substanzen eingetragen, bei denen der Arm gehalten wird, in die andere die Substanzen, bei denen der Arm nachgibt.

Im Rastertest verbinden sich also auf ökonomische Weise zwei Vorgehensweisen des Muskeltestens, nämlich das reine *Reiz-Reaktions-Testen* (bei dem kommentarlos ein Objekt nach dem anderen in Kontakt zum Probanden gebracht wird) und das *verbale Testen*, das üblicherweise in einem ausformulierten Dialog abläuft (hier aber nur zur einmaligen Vorgabe der Suchkriterien benutzt wird). Grafisch könnte man das so darstellen:

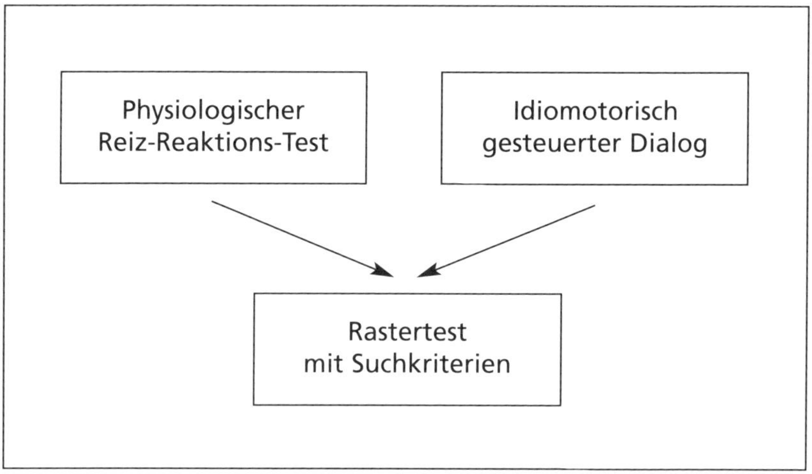

So kommt der Rastertest zustande

Das Testen mit Rastern ökonomisiert, vor allem in seriellen Testungen, den gesamten Untersuchungsablauf erheblich: Er wird knapper, übersichtlicher und weitaus entspannter als eine verbale Differenzierung zu jeder einzelnen Substanz.

Entscheidend ist der Schritt, *vor* einem solchen Test die geeigneten Kriterien zu durchdenken und festzulegen: Welche Suchraster entsprechen dem, was Sie wirklich wollen? Sind die Vorgaben eindeutig und verständlich beziehungsweise auch ausreichend spezifiziert? Vorgaben wie „Was gut für Sie ist“ oder „Was Sie brauchen“ sind in ihrer Aussage schwammig. Einige konkrete Beispiele habe ich oben schon genannt. Solche Vorgaben müssen nicht immer kurz und knapp sein, sondern können sehr komplex ausformuliert werden: „Wir suchen Sonnenschutzmittel, die für Sie ideal sind, in Schutzfunktion und Verträglichkeit – der Arm wird bei *den* Präparaten gehalten, die *diesen Kriterien* entsprechen.“

Suchraster lassen sich einerseits mit einem Substanztest verbinden, sind jedoch andererseits nicht auf diesen beschränkt: In gleicher Weise können auch Listen erstellt und per Muskeltest unter vorgegebenen Kriterien durchsucht werden. So lassen sich insbesondere die individuell optimalen *nichtmedikamentösen Behandlungsmethoden* für jeden Patienten auf einfache Weise zusammenstellen: Der Therapeut benennt beispielsweise aus seinem Behandlungsspektrum die einzelnen Verfahren (wie Massage, Chirotherapie, Akupunktur, Bestrahlung usw.) unter der Vorgabe, dass der Arm bei den heilungsfördernden Maßnahmen stark bleibt – und der Muskeltest weist den individuell optimalen Weg zur Behandlung … (Im Praxisteil werden wir uns auch damit noch ausführlich beschäftigen.)

Die Arbeit mit Rastern (= Suchoptionen) zur Differenzierung von mehr als drei Objekten ist eine der wertvollsten und geradezu unverzichtbaren Formen der Untersuchung mit dem analytischen Muskeltest innerhalb einer individualisierten und damit optimierten Heilkunde:

- Der Muskeltest kommt zu Ihren sonst genutzten Auswahlkriterien als Entscheidungshilfe hinzu – *erweitert* also Ihre Möglichkeiten.
- Die Freiheit, Suchkriterien vorzugeben, passt sich den Bedürfnissen der Situation sehr flexibel an, *spezifiziert* demnach Ihre Möglichkeiten.
- Der Muskeltest wiederum *individualisiert und konkretisiert* innerhalb aller Optionen nach den persönlichen Erfordernissen des Patienten, reduziert somit die Belastungen von Versuch und Irrtum.

Solche Verfahren der Auswahl aus größeren Mengen, bei denen der Test individuelle Entscheidungen ermöglicht, kommen in der Praxis sehr häufig vor. Beispiele:

- Medikamente (allopathisch, homöopathisch …)
- Therapieverfahren
- Therapeutische Materialien und Werkstoffe
- Nahrungsmittel (hinsichtlich Verträglichkeit, Allergiepotenzial)
- Körper- und Wäschepflegemittel (etwa bei Hauterkrankungen)

Der Rastertest …

… entlastet uns von der durch Gedankenakrobatik eher angespannten Konzentration des Dialogtests (bei dem jedes Mal vollständige Sätze gebildet werden müssen), ist in seiner Variationsbreite unerschöpflich und dem Dialog durch seine einfache Struktur und Klarheit in den meisten Testsituationen überlegen.

Beim dialogischen Testen systematisch vorgehen

Da der Rastertest den Dialog (= Sprechen in ganzen Sätzen) beim Muskeltest zu einem großen Teil ersetzt, insbesondere dort, wo sonst Formulierungen mehrfach wiederholt werden müssten, dürfte er in der üblichen Arbeit bald überwiegen – aber er macht den Dialog keineswegs überflüssig.

So kommt es vor, dass beispielsweise eine negative Reaktion auf eine Substanz näher geklärt werden muss. Dann sollten zunächst vor der dialogischen Testfortsetzung einige Möglichkeiten durchdacht werden, die anschließend durch entsprechende Aussagen geprüft werden. Dabei ist auf eine Systematik zu achten, die vom Groben zum Feinen führt.

So könnte es beispielsweise für einen Apfel, der im Rastertest als unverträglich identifiziert wurde, heißen:

Dieser konkrete Apfel oder Äpfel als *Gattung*?

Dann wäre etwa zu formulieren: „Der Arm hat nachgegeben, weil Äpfel *generell* nicht vertragen werden."

Bleibt der Arm im anschließenden Test stark (+), wird diese Aussage bestätigt: Diese Früchte sollten gemieden werden.

Wird der Arm beim Testen schwach (–), wird die Aussage negiert, was durch eine Gegenprobe geprüft werden kann: „Der Arm hat nachgegeben, weil konkret nur dieser *einzelne* Apfel unverträglich ist."

Falls es die einzelne Frucht betrifft, könnte verschiedenes zu klären sein, beispielsweise:

- „Dieser Apfel ist unverträglich durch eine Schadstoffbelastung."
- „Geschält (gekocht) wäre der Verzehr des Apfels unbedenklich"
- „Dieser Apfel ist unverträglich, weil er unreif ist" ...

Ebenso könnten die Zubereitungsform und sonstige Verzehrbedingungen getestet werden, je nachdem, was für die entsprechende

Situation infrage kommt. Unser Beispiel soll hier nur anschaulich machen, wie der Ablauf eines Testdialogs sinnvoll aufzubauen wäre.

Eine weitere häufige „Indikation“ für den Dialogtest ist naheliegenderweise die individuelle Einnahmeempfehlung für Medikamente, also Dosierung, Intervalle, Einnahmedauer und gegebenenfalls andere Aspekte. Auch hier ist es hilfreich, sich vorab eine Systematik zurechtzulegen: Einnahme täglich? Einmal oder mehrmals? – Mehr als ... / weniger als ..., voraussichtliche Einnahmedauer länger als ... (eine Woche, einen Monat ...). Solch eine vorab durchdachte Systematik entlastet den Testvorgang erheblich. Wenn vereinzelt spontane Klärungen per Dialogtest erforderlich sind, sollte man eine kurze Besinnungspause vorschalten, um die Gedanken zu konkretisieren und zu formulieren.

Zum Abschluss dieses Kapitels dokumentiere ich Ihnen ein Beispiel aus der Praxis, bei dem sich Rastertest und Dialogtest hilfreich zu einer raschen Klärung verbunden haben:

David schlägt Goliath

Ein junger Mann kam mit einem Panaritium der Großzehe (entzündeter eingewachsener Zehennagel) in die Praxis. Ich bot ihm an, eine Betäubung an die Zehenwurzel zu setzen und dann die infizierte Ecke zu eröffnen. Wie üblich spritzte ich 1 Milliliter eines Lokalanästhetikums an das Grundgelenk und wartete auf die Wirkung. Als sich nach zehn Minuten immer noch nichts tat, injizierte ich noch einmal 2 Milliliter – weiterhin ohne Erfolg. Die Zehe blieb ebenso empfindlich, als hätte ich Wasser gespritzt.

Ratlos wollte ich zunächst die Behandlung abbrechen; da der Patient wegen seiner Schmerzen aber inständig um den Eingriff bat, überlegte ich, worin der Fehler bestehen konnte. Irgend etwas hatte es mit dem Lokalanästhetikum zu tun. Auf gut Glück bot ich den Muskeltest an.

Nachdem ich als Vorgabe formuliert hatte, dass der Arm bei einem wirksamen und zugleich verträglichen Mittel *halten* sollte, gab ich dem Patienten zunächst das benutzte Betäubungsmittel in die Hand: Der Arm reagierte schwach. Danach ein weiteres, ähnliches Mittel: Wieder eine „schwache“ Reaktion. Ein drittes Mittel: die gleiche Reaktion. Sollte denn gar nichts passen? – Letztlich griff ich, allen Wahrscheinlichkeiten zum Trotz, zu Procain: Der Arm blieb „stark“! Ich konnte es kaum glauben, wusste ich doch, dass es sich um das schwächste Mittel von allen getesteten handelte und dass es für Betäubungen kaum noch eingesetzt wird.

Meine Ungläubigkeit drückte ich zur Absicherung noch einmal in einer verbalen Prüfung aus: „Es trifft zu, dass nur Procain für diese Betäubung wirksam und verträglich ist.“ – Der Arm hielt.

Nach Injektion von nur ½ ml an jede Seite der Nervenstränge war die Zehe innerhalb von zwei Minuten taub und der Eingriff konnte schmerzfrei vorgenommen werden!

Der Selbsttest

Das Testen eines anderen Menschen ist die übliche Anwendung des analytischen Muskeltests. Dennoch wird es immer wieder vorkommen, dass wir uns von einer Testperson *unabhängig* machen wollen (oder müssen) oder dass wir den Test nur für uns selbst anwenden möchten. Dies ist möglich, wenn auch mit einigen Unsicherheiten behaftet.

Der Ringtest

- Setzen oder stellen Sie sich entspannt hin.
- Bilden Sie mit den Daumen und Zeigefingern beider Hände Ringe – durch Aneinanderlegen der Fingerspitzen.

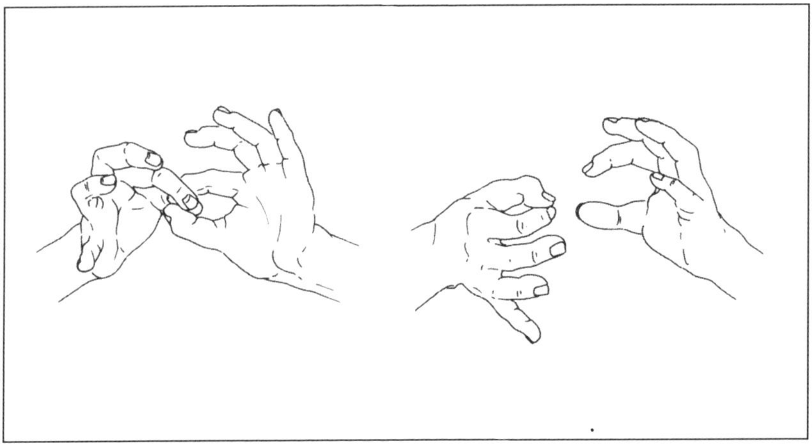

Ringtest

- Verschränken Sie diese beiden Ringe ineinander. Ziehen Sie dann beide Hände mit leichtem Schwung auseinander:
- Die Ringe sollten standhalten, das heißt: geschlossen bleiben.

Schauen Sie dann – wie gewohnt – den *Smilie* an und ziehen Sie wieder: Erwartungsgemäß bleiben die Ringe geschlossen und die Hände ineinander verhakt.

Dann blicken Sie auf den *Heulie* und wiederholen das Auseinanderziehen beider Hände: Wenn der Anblick des *Heulie* Ihre Muskeln für einen Moment schwächt, geht der Ring einer Hand auf und die Hände lösen sich voneinander.

Alternative Variante mit idiomotorischer Grundlage: Sagen Sie – statt *Smilie* und *Heulie* anzuschauen – einfach „ja" beziehungsweise „nein" und ziehen dann jeweils die Hände auseinander.

Wenn Sie diese Übung beharrlich wiederholen und immer wieder stimmige Ergebnisse erhalten, können Sie davon ausgehen, dass Sie auch mit dieser Testvariante arbeiten und sich darauf verlassen können. Subjektive Einflüsse wie Erwartungen (siehe weiter unten) mischen sich hier jedoch wesentlich häufiger ein, als wenn eine Testperson getestet wird!

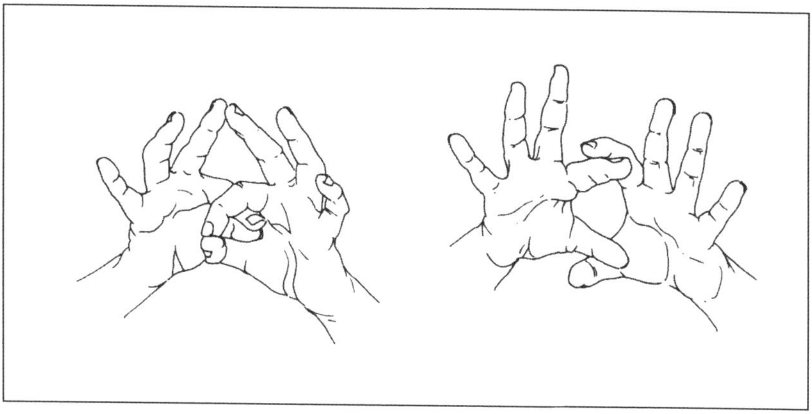

Schnabeltest

Der Schnabeltest

Die folgende Variante des Fingertests fällt manchen leichter:

- Links schließen Sie die Spitzen von Daumen und Zeigefinger wieder zum Ring.
- Rechts bilden Sie mit Daumen und Zeigefinger einen „Schnabel", den Sie mit der Spitze durch den Ring stecken.
- Sie versuchen dann, den Ring von innen zu sprengen, indem Sie Daumen und Zeigefinger der rechten Hand auseinanderdrücken.

Der Ring *hält* bei positivem oder neutralem Reiz, er *gibt dem Druck nach* und öffnet sich bei negativem Reiz.

Diese Fingertests bedürfen einiger Übung. Am besten wählen Sie ganz entspannte Situationen ohne Erwartungen und Erfolgszwang. Spielen Sie einfach mit möglichst belanglosen Testungen, etwa mit Bildern, Äpfeln, Musik, einfachen Aussagen und dergleichen mehr, bis Sie sich immer mehr auf die Resultate verlassen können.

Der Einhandtest

Es gibt eine weitere, elegantere (und noch etwas schwierigere) Abwandlung des Selbsttests; auch da gilt es, länger zu probieren.

Nicht jeder muss *alle* Techniken des Muskeltestens beherrschen; wichtig ist, dass *eine* Methode sicher beherrscht wird. Der Einhandtest läuft folgendermaßen ab:

- Legen Sie die Fingerkuppe des Zeigefingers auf den Rücken des Mittelfingers *derselben* Hand (oder, wenn es besser gelingt, auch umgekehrt).
- Drücken Sie mit dem oberen Finger (= „Tester") auf den unteren (= „Testperson").

Wenn der untere Finger standhält, entspricht das dem *Halten* des Arms; als *negative* Reaktion ist es zu werten, wenn der untere Finger dem Druck erkennbar nachgibt. Besonders bei dieser Testvariante verhilft wieder einmal die idiomotorische Grundlage zu einem Verständnis der Funktion: Es handelt sich letztendlich um eine *Vereinbarung*, die wir mit dem neuromuskulären Steuerungssystem treffen. Das kann sogar so weit gehen, dass wir den Fingern der Hand anfangs zeigen, wie sie reagieren sollen und wie der Bewegungsablauf bei neutralem oder negativem Reiz aussehen soll. Durch diese geführte Demonstration lernt das System, es speichert und bahnt eine solche Reaktionsweise – und wird dann im Falle ernsthafter Untersuchungen „wissen", was es im Selbsttest zu tun hat.

Selbsttests sind nützlich, wenn wir ermitteln möchten, was uns selbst guttut oder schadet; nur in Sonderfällen können sie auch in Bezug auf fremde Personen hilfreich sein (sozusagen, indem Sie als Tester gleichzeitig das Surrogat, der Stellvertreter für den Getesteten sind, siehe unten). Und natürlich ist darauf hinzuweisen, dass ein

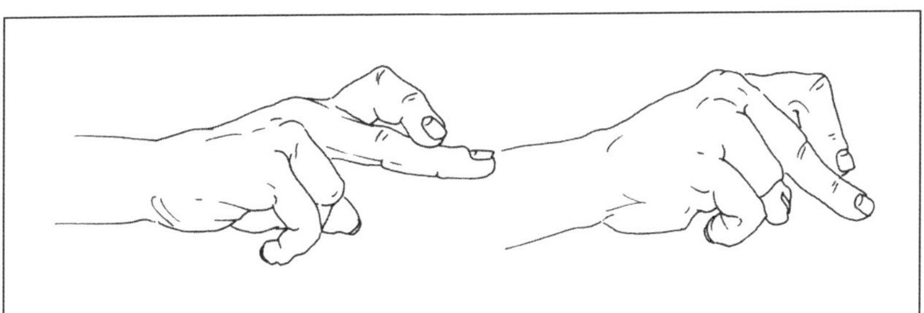

Einhandtest

fehlerhafter Umgang mit dem Test nicht durch immer neue Testtechniken kompensiert werden kann.

Ich habe Ihnen hier einige Varianten vorgestellt, wie Sie den Muskeltest anwenden können, sodass für jeden Bedarf und „Geschmack“ ein Instrument verfügbar sein dürfte. Vermutlich gibt es noch weitere Modifikationen, bei denen sich allerdings die Frage stellt, inwieweit sie das Spektrum sinnvoll erweitern oder in Spielerei ausarten – aber warum nicht spielen? Möglicherweise erfinden Sie ja noch Abwandlungen, die Ihre eigene Arbeit bereichern.

Der Surrogattest

Es gibt eine Reihe von Patienten, die wir mit dem üblichen Armhaltetest nicht untersuchen können. Bei Erwachsenen kommt das selten vor (beispielsweise wegen Lähmungen, Erkrankungen im Schultergelenk, Bewusstlosigkeit oder Ähnlichem). Aber eine große Gruppe „dankbarer” Patienten sind Kinder, und diese können erst ab etwa fünf Jahren getestet werden, weil sie zuvor den Auftrag, den Arm mit der nötigen Spannung zu halten, nicht kontinuierlich und zuverlässig umsetzen können.

Kinder zu testen ist äußerst motivierend, weil ihr Organismus noch im Aufbau begriffen ist und neu gestellte Weichen rasch zu erkennbaren Erfolgen führen. Die Summe der krank machenden Einflüsse ist noch wesentlich besser zu überschauen als bei Erwachsenen und die Behandlungsdauer ist aufgrund der noch nicht so lange manifestierten Zustände meist erfreulich kurz; die Erfolgserlebnisse tun Kindern, Eltern und Therapeuten gut.

Logischerweise können Kinder erst dann selbst getestet werden, wenn sie auch verstehen, was ihre Aufgabe beim Testen ist, nämlich das bewusste Gegenhalten des Arms. Dies ist nur in seltenen Fällen schon mit vier Jahren möglich. Reguläres Arbeiten mit dem Muskeltest wird erst ab dem Schulalter möglich, aber dann macht es den Kindern üblicherweise großen Spaß und wirkt auch für sie enorm motivierend.

Mit dem sogenannten Surrogattest wird es möglich, auch „untestbare" Personen zu testen, und zwar, indem man einen Stellvertreter oder „Übersetzer" zwischen Tester und Testperson schaltet. (Das gilt nicht nur für Kinder und gebrechliche oder schwer kranke Menschen, sondern sogar für Tiere.) Probieren Sie es einmal wie folgt:

Surrogattest

- Suchen oder wählen Sie sich zwei Personen zum Üben aus, am besten erst einmal Erwachsene.
- Testen Sie zunächst das Surrogat, also den Stellvertreter / Übersetzer, auf einen klar starken und klar schwachen Arm.
- Dann sollen der Stellvertreter und die eigentlich zu testende Person sich an der (freien) Hand fassen. Sie testen das Surrogat erneut: Es dürfte sich nichts verändert haben.
- Geben Sie jetzt der zu testenden Person etwas Würfelzucker oder eine Zigarette in die Hand; der Gegenstand oder die Substanz kann auch derart verdeckt sein, dass sie selbst nicht weiß, was sie hält.
- Testen Sie dann den Arm der Surrogatperson bei weiterhin bestehendem Kontakt zwischen den beiden Personen. Wenn der Test technisch korrekt ist, wird der getestete Arm nachgeben.

Dasselbe Ergebnis erhalten Sie, wenn die getestete Person ohne Wissen des Surrogats ein negatives Bild ansieht. Um eindeutig die gewünschte Person zu testen, müssen Sie nur immer wieder darauf achten, dass der Stressreiz dem Surrogat nicht direkt zugänglich ist.

Kettenreaktion

Als ich das erste Mal in meinem Leben mit der Kinesiologie konfrontiert wurde, erlebte ich ein verblüffendes Beispiel für das Funktionieren des Surrogattests. Der ganzheitlich arbeitende Aachener Zahnarzt Dr. Alexander Rossaint hatte Naturheilkundler zu einem Demonstrationsrundgang durch seine Praxis eingeladen. Wir waren acht Personen. Der Surrogattest wurde vorgeführt, indem wir uns an den Händen fassten und eine lange Kette bildeten. Die erste Person bekam – ohne Wissen der übrigen – eine Zigarette in die Hand, die letzte wurde getestet. Sofort wurde der getestete Arm schwach. Dann bat eine Teilnehmerin, den Versuch noch einmal zu wiederholen. Zum allseitigen Erstaunen blieb bei wiederholtem Testen der Arm jetzt stark; auch Dr. Rossaint war irritiert. Des Rätsels Lösung: Zwei Teilnehmer hatten vereinbart, ihre Hände voneinander zu lösen, ohne dass es unmittelbar sichtbar war …!

Die Situation, die zumindest in *meiner* Praxis am häufigsten Surrogattestungen erfordert, ist die Untersuchung eines Kindes mithilfe eines begleitenden Erwachsenen. Selbstverständlich werden alle Anwesenden zunächst über den Test informiert und können ihn mit einem einfachen Beispiel an sich selbst erleben. Erst danach wende ich mich dem Testen des Kindes zu. Sehr kleine Kinder fühlen sich am wohlsten auf dem Schoß ihrer Begleiter und verlieren rasch etwaiges Misstrauen, wenn sie feststellen, dass ihnen nichts Schmerzhaftes oder Unangenehmes droht.

Zur Testdemonstration eignen sich auch hier wieder Zigaretten (gut verpackt, ich bevorzuge verschließbare Laborröhrchen), da an deren Schädlichkeit selbst Raucher nicht zweifeln. Am günstigsten ist es natürlich, wenn nur das Kind selbst Kontakt zum getesteten Material hat; falls es alt genug ist, sollte es die Testsubstanz in die Hand nehmen. Sollte dies noch nicht möglich sein, zum Beispiel bei einem Säugling, hält der Therapeut oder der Surrogat-Elternteil die Substanz dem Kind an den Körper.

Materialien, die eine Muskelschwächung auslösen, sollten sicherheitshalber auch am Surrogat allein – also ohne Kind auf dem Schoß – überprüft werden, denn es könnte sein, dass nicht das untersuchte Kind, sondern nur der den Test vermittelnde Elternteil von der Unverträglichkeit betroffen ist. Wenn das der Fall ist, nutzen wir den Dialogtest, um zu differenzieren, wer von beiden Personen tatsächlich betroffen ist. (Beispiel: „Beim Kind selbst liegt eine Unverträglichkeit auf Bananen vor“ beziehungsweise „Ausschließlich die Mutter reagiert mit einer Unverträglichkeit auf Bananen“ ...) Wenn es hierauf ebenfalls negativ anspricht, müsste verbal weiter differenziert werden.

(Manche Reaktionen, etwa Amalgambelastungen, finden sich bei derartig vielen Menschen, dass gleichzeitige Treffer bei Testperson und Surrogat gar nicht so selten sind. Je näher Lebensraum und Verwandtschaft zwei Menschen zusammengeführt haben, desto häufiger kommen ähnliche Befunde vor.)

Im Sinne der wechselseitigen Beeinflussung birgt der Surrogattest also auch seine Tücken. Hierfür wieder ein Beispiel aus meiner früheren Landarztpraxis:

Fehlschluss

Im laufenden Betrieb meiner Praxis bot ich Patienten immer wieder den Test in Kurzform an, wenn ich selbst nicht weiter wusste. Manchmal fehlte die Zeit, die Zusammenhänge eingehend zu erklären und mich wirklich auf mein Gegenüber einzulassen. Mit der Folge, dass in dieser Phase meiner Arbeit sich häufiger Testfehler einschlichen, etwa ein schwacher Arm durch Wassermangel oder Blockierungen (siehe Kapitel „Was tun, wenn es nicht klappt?”). Ich versuchte, dies zu umgehen, indem ich eine Arzthelferin als Surrogat einbezog.

So auch im Fall einer Patientin mit unklaren Gelenk- und Muskelbeschwerden, die bereits von allen zuständigen Fachärzten ergebnislos untersucht worden war. Ganz stolz verkündete ich ihr nach meinem Test, dass nun alles klar sei: Ein bestimmtes Bakterium namens *Borrelia burgdorfferi* sei für ihre Beschwerden verantwortlich; das ließ sich glücklicherweise in Form einer Blutreaktion nachweisen und auch behandeln.

Entsetzt war ich, als das Laborergebnis diese Infektion sicher ausschloss. Ich haderte mit mir, mit dem Schicksal und dem Muskeltest und wollte ihn am liebsten an den Nagel hängen. Bis auf einmal die Idee aufkeimte, dass ich ja nicht nur die Patientin getestet hatte, sondern dass schließlich meine Arzthelferin dazwischengeschaltet war. Sollte etwa ...?

Der Nachtest bei der Arzthelferin allein ergab, dass *sie* mit diesem Erreger infiziert war. Mein Herzklopfen können Sie sich sicher vorstellen, als ich den entsprechenden Laborbefund erwartete. Wie vermutet bestätigte dieser das ausgetestete Ergebnis!

Warum hat sich in diesem Fall das System der Surrogatperson „eingemischt“ und das Ergebnis der eigentlichen Testperson verfälscht?

Wenn wir mit dem Muskeltest arbeiten, integrieren wir uns in ein komplexes System, an dem alle beteiligten Personen, natürlich auch der Tester oder Therapeut, auf der unbewussten Ebene einen Anteil haben. Vieles in diesem Kontakt läuft über unbewusste Interaktionen ab und es spricht sehr viel dafür, dass diese durch Kommunikations- oder Bewusstseinsfelder vermittelt werden. Mit dieser These lassen sich manche zuvor ungeklärten Phänomene bei der Anwendung des Muskeltests erklären; der ausführlichen Auseinandersetzung mit diesem spannenden Thema habe ich ein ganzes Buch gewidmet: *Die wundersame Welt des Muskeltests* (Zürich: Oesch, 2008). Für unsere Arbeit mit dem Test reicht es, von der Hypothese auszugehen, dass wir über solche Felder miteinander kommunizieren. Ich komme später noch einmal darauf zurück, wenn wir uns übliche Fehlermöglichkeiten im Umgang mit dem Muskeltest näher anschauen.

Zurück zum Surrogattest. Beim Surrogattest sind drei Systeme miteinander verknüpft: Patient, Übersetzer und Tester. Die drei sitzen sozusagen in einem Boot. Wenn wir bedenken, dass zwischen Menschen der größte Teil der Informationen nicht über den Inhalt der Worte ausgetauscht wird, sondern nonverbal, auf tieferen Bewusstseinsebenen stattfindet, lässt sich gut vorstellen, dass sich hin und wieder das Surrogat „vordrängelt", und zwar dann, wenn es um ein wichtiges Signal geht, das sonst möglicherweise übersehen würde, wie im Falle meiner Arzthelferin. Es ist wie bei drei Menschen in einem Boot: Man hat vereinbart, miteinander eine Bootsfahrt zu machen; wird einer von ihnen ohnmächtig, dann bekommt dies die höhere Priorität, man wird sich ihm zuwenden und später weiterrudern. Also

> Wir können über ein Surrogat eine andere Person testen, müssen aber dessen gewahr bleiben, dass es „Einmischung" vonseiten des Surrogats geben kann.

Wenn Sie den Surrogattest schätzen gelernt haben, mag es sein, dass Sie sich nicht auf das Testen von Menschen beschränken möchten. Ich habe sehr erfolgreich unsere Haustiere bei Verletzungen und Gesundheitsstörungen getestet; ebenso habe ich über den Test Hilfe bekommen für kranke Pflanzen; ich kenne Gärtner, Tierärzte und Landwirte, die den Test bei ihrer Arbeit nutzen. Lassen Sie sich inspirieren, freuen Sie sich am Experimentieren!

Eine elegante Abwandlung des Surrogattests ist ein Selbsttest, der in Kontakt zu einer anderen Person (oder zu einem anderen Lebewesen) durchgeführt wird. Die Bedingungen sind dieselben wie beim oben beschriebenen „Dreigespann", nur sind Sie dann Tester und Surrogat in einer Person, während sonst ein anderer Übersetzer dazwischengeschaltet wird. Diese Variante ist eher anfällig für Fehler, weil leicht Erwartungen des Testers hineinspielen. Andererseits ist der Selbsttest bei genügend Übung und Selbstkritik ein hervorragendes Instrument, das über den an sich schon faszinierenden normalen Muskeltest hinaus noch die Unabhängigkeit von anderen Personen bietet.

Sie haben bis hierher ausreichend Anleitung erhalten, um das Testen nun praktisch zu üben. Bevor Sie den Muskeltest im therapeutischen Kontext anwenden, sollte der *spielerische* Umgang damit möglichst sicher und fehlerfrei funktionieren, das heißt, die Ergebnisse sollten einfach und logisch nachzuvollziehen sein. Deshalb üben Sie lieber einen gewissen *Standard* (einfache Bilder, klare Aussagen, eindeutige Materialien) mit möglichst *vielen* Menschen, bis Sie sicher beurteilen können, ob ein Arm hält oder nachgibt.

Arbeitsgruppen bieten eine wertvolle Hilfe, sei es zum autodidaktischen Erarbeiten, sei es als praktische Fortsetzung von Ausbildungskursen. Je mehr Sie üben, desto eher werden Sie auch auf Fehler und Unsicherheiten stoßen, die sich in Gruppen oft schon durch Vergleich und Diskussion erklären lassen. Die Fehlermöglichkeiten eines Systems zu kennen heißt immer, es besser zu beherrschen. Je sicherer Sie sich im Umgang mit dem Basiswissen und der Technik der Methode fühlen, je klarer Ihnen das dahinterliegende Prinzip wird, desto selbstverständlicher werden Sie sich eigenen Experimenten und Erfahrungen öffnen können, um noch viele weitere Möglichkeiten in der Arbeit mit dem Muskeltest zu entdecken.

Was tun, wenn es nicht funktioniert?

Nachdem Sie Ihre ersten Erfahrungen mit dem Testen gemacht haben, werden Sie vermutlich zu folgendem Schluss kommen:

Ein großer Teil der Testergebnisse ist klar und eindeutig, die Reaktionen auf den jeweiligen Reiz sind logisch. Daneben gibt es eine Reihe von „Ausreißern", bei denen die Reaktion nicht den üblichen Erfahrungen oder Erwartungen entspricht. So einfach und zuverlässig dieses Arbeitsinstrument auch funktioniert – natürlich können sich auch beim Muskeltesten Fehler einschleichen, wenn man seine Gesetzmäßigkeiten nicht beachtet.

Zunächst ein Überblick über die wesentlichen Fehlerquellen, die wir uns dann einzeln genauer anschauen:

1. *Falsche Testtechnik* unter Nichtbeachtung der Muskelphysiologie und der Mechanik ist, insbesondere bei Testneulingen, der Hauptfehler. Besonders ungünstig ist jeder *impulshafte* Druck, der ein *Erspüren* ausschließt, ebenso aber auch ein zu kurzer Druckaufbau, der gar nicht erst das „Einrasten" abwartet.

2. In eher seltenen Fällen von schwerem zellulärem *Wassermangel* kann die neuromuskuläre Übertragung so stark beeinträchtigt sein, dass der Muskel „schwammig" reagiert und das Einrasten undeutlich wird. Ähnliche Beeinträchtigung ist natürlich auch bei organischen Muskelerkrankungen möglich.

3. *Blockaden* liegen dann vor, wenn Muskeln auch bei Negativreizen nicht nachgeben. Eine Blockade kann nur dann in Betracht kommen, wenn der Muskel *trotz korrekten Testdrucks* (drei Sekunden zunehmender Druckaufbau bis zum „Einrasten") nicht nachgibt. Blockaden sind eine Art Selbstschutz des Getesteten bei Unstimmigkeiten in der Beziehung zwischen Tester und Getestetem oder bei Angst vor bestimmten Testergebnissen.

4. (Unbewusste) *mentale Beeinflussung* ist einer der häufigsten Gründe für nicht korrekte oder sogar unwahre Testergebnisse, selbst wenn der Muskel eindeutig reagiert.

Falsche Testtechnik

Die meisten Probleme entstehen in der Anfangsphase der Anwendung des Muskeltests durch technische Unsauberkeiten: Viele Tester

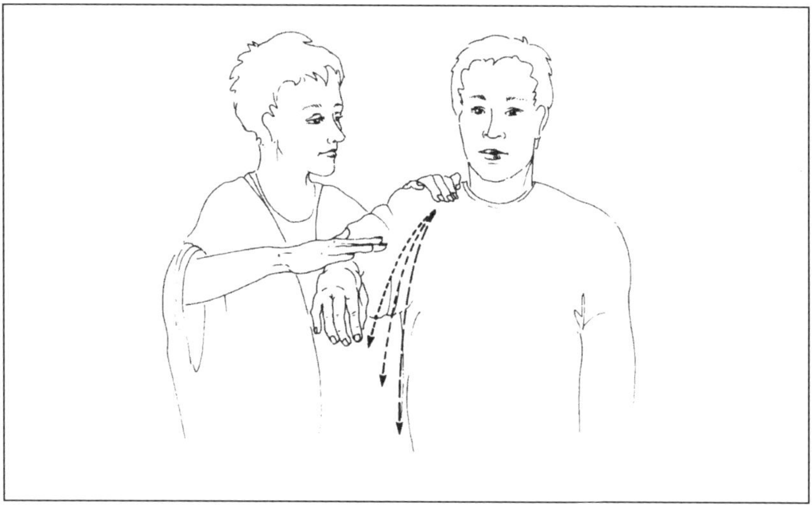

Richtige Testhaltung

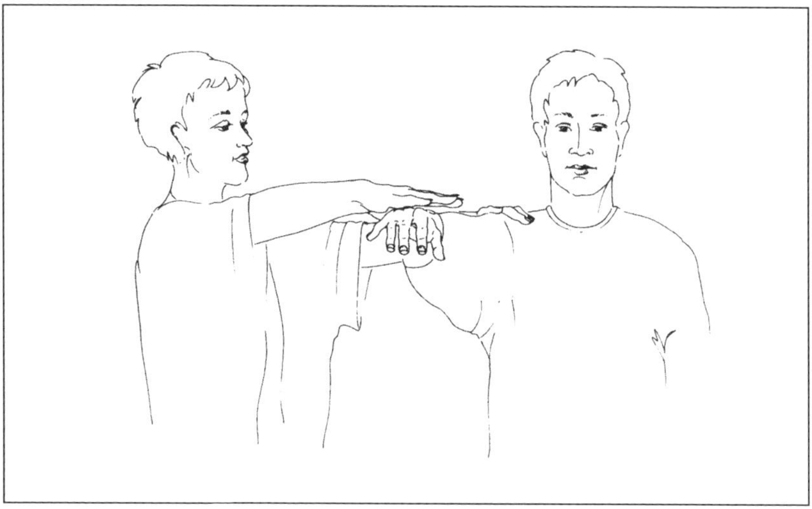

Falsche Testhaltung

drücken zu abrupt, das heißt mit Schwung. Dabei wird die Muskelkraft des Gegenübers *mechanisch* überwunden (wie bei einem Pumpenschwengel), da die Kraft des Testers durch die Beschleunigung vervielfacht wird. Diese Kraft wirkt vehement auf den Arm der Testperson ein, sodass ihr auch bei positivem Reiz keine Chance bleibt, entspannt den Arm zu halten. In einem solchen Fall liefern Unterschiede im Testergebnis – sofern sie überhaupt erkennbar werden – keine sicheren Aussagen und damit hat die ganze Testerei keinen Sinn.

Der Verdacht auf diesen Testfehler liegt nahe, wenn das Halten des Arms auch bei positivem Reiz anstrengend ist. Ich empfehle immer wieder eindringlich, mit möglichst vielen verschiedenen Personen zu üben, um möglichst viel Feedback über die eigene Testtechnik zu bekommen und diese auszufeilen. (Besonders wertvolles „Training“ bieten Übungen an der analogen Haushaltswaage, wie oben bereits beschrieben.)

Ein zweiter, ähnlicher Anwendungsfehler ist leichter Dauerdruck während der Test*pause*. Lässt der Tester seine Hand während einer Testserie auf dem Arm des Getesteten liegen, so übt er dabei oft unbewusst einen leichten Druck aus. Dies erzeugt eine Vorspannung, die über den sogenannten „Muskelspindelreflex“ zu einer fortbestehenden Schwächung des gesamten Muskels führt, sodass der Arm auch bei einem *positiven* Reiz nachgeben würde. Wird diese Schwäche jedoch willkürlich und mit Anstrengung überwunden – wie es meistens der Fall ist –, kommt es zu der oben beschriebenen verkrampften Anspannung und damit gibt es auch hier keine klare Aussage.

Nicht zuletzt treten „falsch positive“ Muskeltestergebnisse (= der Muskel gibt auch bei Negativreiz nicht nach) recht oft dann auf, wenn der Druckaufbau nicht lange genug fortgesetzt wird. Dann wird der Arm scheinbar gehalten, nur weil der Druck bereits beendet wurde, bevor es überhaupt zum Einrasten kommen konnte. Dieser Fehler lässt sich vermeiden, indem der Druck auf den Arm *langsam und kontinuierlich*, möglichst durch leichte Verlagerung des

Körpergewichts, gesteigert wird, bis das Einrasten deutlich zu spüren ist; nach spätestens drei Sekunden wird das erfahrungsgemäß immer der Fall sein.

Wassermangel

Eine zweite „Unsauberkeit" kann durch Wassermangel der Testperson entstehen. Dann hat man als Tester den Eindruck, es sei „Pudding in den Muskeln" oder der Getestete sei unaufmerksam und halte nicht richtig dagegen. Oft wird beim ersten Test noch ausreichend Haltekraft aufgebracht; beim Fortgang des Testens verliert sich jedoch das eindeutige Einrasten immer mehr. Bei wiederholter Aufforderung mit dem Wort „Halten" wird die Spannung zwar auch wieder aufgebaut, kann jedoch nicht beibehalten werden.

Dies ist ein typisches Signal für erheblichen Wassermangel in den Körperzellen. Latente Unterversorgung mit Flüssigkeit ist allgemein weit verbreitet; wenn der Wassermangel aber den Test so spürbar beeinträchtigt, dann ist er besonders gravierend.

Falls Sie wegen eines sehr „weichen" Muskels den Verdacht auf Wassermangel haben, geben Sie der Testperson ein Glas oder eine Flasche mit Wasser in die freie Hand; beim nächsten Test wird der Arm spürbar deutlicher einrasten – das System erkennt diese „Information" (= Wasser in Reichweite). Da es sich aber eben nur um *Information* handelt, adaptiert der Organismus sehr schnell, sodass allein das *Halten* des Wasserglases zur Stabilisierung nicht ausreicht – das Wasser muss natürlich auch getrunken werden. Schließlich handelt es sich um einen realen Mangel, durch den elektrophysiologische Abläufe gestört werden, und der Mangel muss real behoben werden.

Wasser ist für das elektrophysiologische Funktionieren des Organismus von elementarer Bedeutung. Es ist bekannt, dass viele Menschen zu wenig Flüssigkeit zu sich nehmen, und wenn überhaupt, dann handelt es sich oft um diuretisch (= entwässernd) wirkende Getränke wie Kaffee, schwarzen Tee, Alkohol, die den Wasserhaushalt ungünstig beeinflussen, statt ihn aufzufüllen. Es wird allgemein zu wenig reines Quellwasser getrunken und auch über die Nahrung wird zu wenig reines Wasser zugeführt, wie es zum Beispiel in Früchten vorkommt. Neben ausreichender Trinkmenge muss außerdem noch gewährleistet sein, dass das Wasser nicht nur in die Blutbahn gelangt und von dort über die Nieren wieder ausgeschieden wird, sondern dass es auch in die Zellen aufgenommen wird. Dafür scheint nicht jede Flüssigkeit und nicht jedes Wasser in gleicher Weise geeignet zu sein – testen Sie das einmal probeweise aus!

Wenn Sie schon längere Testerfahrung haben, kann es Ihnen gelingen, diese Schwäche auch bei erheblichem Wassermangel zu überspielen – durch besondere Aufmerksamkeit für das immer noch leicht spürbare Einrasten. Ein Unsicherheitsfaktor bleibt jedoch auch für Geübte. Meist spart es Zeit, die Testperson *vor* dem Weiterarbeiten ausreichend trinken zu lassen, weil der Test dann eindeutiger und „flüssiger“ wird.

Blockade

Bei Vorliegen einer Blockade bleibt der Arm – gleichgültig, ob bei positivem oder negativem Reiz – ständig stark, das heißt, es lässt sich keine Negativreaktion auslösen.

Eine solche Blockierung ist üblicherweise ein Hinweis auf die bewusste oder unbewusste Weigerung des Getesteten, sich diesem Testverfahren oder diesem Therapeuten zu stellen. Meist tritt sie dann auf, wenn wir als Tester jemandem unbedingt etwas „beweisen“ wollen, wenn wir nicht Verständnis und Neugier wecken wollen, sondern den eigenen Triumph suchen, wenn wir uns überheblich oder besserwisserisch *über* den Getesteten stellen.

Zu Beginn meiner Arbeit mit dem Muskeltest war ich so Feuer und Flamme für diese Methode, dass ich sie den Patienten zuweilen geradezu aufdrängte, in dem Glauben, sie zu ihrem Glück zwingen zu müssen. Damals hatte ich unter den Patienten aber immer wieder jemanden, der nicht „zwangsbeglückt” werden wollte und dies mit einem nicht zu beeinflussenden Muskel signalisierte.

Zunächst schob ich solche Blockierungen auf „Ignoranz“ oder „Sturheit“ der Getesteten. Schließlich hat ja so ziemlich jeder Therapeut mit „blockierten” Patienten zu tun, wie ich in Kursen und Arbeitsgruppen erfuhr. Aber kann es wirklich sein, dass die Kranken erst um Hilfe bitten, um dann aber auf „stur“ zu schalten?

Als ich selbst einmal als Getestete den Vorwurf zu hören bekam, dass ich blockiert sei, konnte ich das Unbehagen spüren, das eine solche Schuldzuweisung auslöst. Dabei war ich doch besten Willens – nur traute ich, ehrlich gesagt, der testenden Person keine Kompetenz für mein Anliegen zu ...

Sollte nicht jeder, der des Öfteren auf Blockierungen trifft, sich zunächst einmal an die eigene Nase fassen? Ich für meinen Teil erkannte, dass Blockaden bei Patienten nur etwas mit meinem eigenen Auftreten, mit meiner Vermittlung des Muskeltests zu tun hatten. Ich hatte anfangs tatsächlich vergessen, dass ich ja selbst beim Kennenlernen der Kinesiologie eine große Skeptikerin gewesen war; wie konnte ich da voraussetzen, dass alle anderen ohne jede Einschränkung leicht zu überzeugen waren?! Seit ich die anfängliche Überheblichkeit ablegen konnte und die Skepsis der anderen akzeptiere, kann ich mich mit meinem Gegenüber freuen, dass der Test klappt, kann mich auf seine Bedürfnisse und seine Ansprüche einlassen – und seitdem begegnen mir keine Blockaden mehr.

Der Aufwand von wenigen Minuten, den ich brauchte, um jedem Neuling das Testen erstens zu erklären und zweitens mit einfachen Beispielen zu demonstrieren – eventuell auch in Gegenwart weiterer Familienangehöriger –, dieser Aufwand hat sich immer gelohnt, die Mitarbeit ist dann trotz eventueller Vorbehalte gesichert. Nach Einhalten dieser Voraussetzungen bin ich schon seit Jahren weder in der Praxis noch in meinen Seminaren Blockierungen der Testpersonen begegnet.

Mentale Einflüsse

Hier kommen wir zur heikelsten der Fehlermöglichkeiten beim Testen. Diesen Aspekt einerseits kritisch im Blick zu behalten, sich andererseits aber auch nicht verunsichern und entmutigen zu lassen – das ist sicher eine Kunst, die Erfahrung und Übung braucht.

Da das Wechselspiel mentaler Beeinflussung ein essenzieller Aspekt im Umgang mit dem Muskeltest ist – egal in welcher Methodik –, habe ich ihm in meinem Buch *Die wundersame Welt des Muskeltests* meine ganze Aufmerksamkeit gewidmet. Dort setze ich mich ausführlich mit dem auseinander, was sich „im Hintergrund" der Anwendung des Muskeltests abspielt.

Beobachtungen und Experimente lassen den Schluss zu, dass Therapeuten und Klienten (in unserem Fall: Tester und Getestete) durch ein gemeinsames Schwingungsfeld in eine lebhafte nonverbale Kommunikation eingebunden sind. Daher sind Übertragungsphänomene nicht ausgeschlossen, ja, teilweise unvermeidlich und sogar erwünscht, wie zum Beispiel Kenntnisse des testenden Therapeuten. Wenn ich per Muskeltest (durch Dialog) klären will, ob ein bestimmtes Behandlungsverfahren für den Patienten hilfreich ist, muss nicht der Kranke selbst das Verfahren kennen, sondern mein Wissen als Ärztin überträgt sich in diesem nonverbalen Feld und wird vom Patienten per Muskelreaktion „reflektiert". (Im Abschnitt „Woher kommen die Testantworten?" gehe ich darauf noch einmal ein.)

Von daher kommt berechtigterweise die Frage auf, inwieweit die Testergebnisse wirklich vom Klienten stammen und inwieweit sie vom Therapeuten beeinflusst werden. Sie glauben nicht an derartige Übertragung? Dann machen Sie einmal das folgende Experiment.

Experiment:

- Informieren Sie Ihre Testperson, dass Sie überprüfen wollen, ob sie sich von Ihnen gedanklich so beeinflussen lässt, dass der Testarm aufgrund *Ihres* Willens nachgibt (und nicht durch sie selbst veranlasst).
- Zu diesem Zweck wählen Sie ohne ihr Wissen eine Zahl zwischen 1 und 10 und notieren sie auf einem Zettel, der für die Testperson nicht sichtbar ist. Sagen Sie ihr, Sie würden insgesamt zehnmal den Armmuskel testen und dieser würde exakt bei derjenigen Zahl schwach werden, die Sie aufgeschrieben hätten.
- Testen Sie dann zehn Mal den Arm, zählen Sie dabei laut mit, in dem Bewusstsein, dass der Arm bei der ausgewählten Zahl nachgibt – er wird es tun.

In ähnlicher Weise können Sie auch diverse Städtenamen aufzählen und „beabsichtigen", dass bei einer dieser Städte (die Sie natürlich zuvor notiert haben) der Muskel nachgibt. Oder Sie probieren es mit verschiedenen Möbelstücken ... Lassen Sie Ihre Fantasie spielen!

Bedeutet dieses Übertragungsphänomen das Aus für den Muskeltest, das Ende einer Erfolg versprechenden Methode? – Sicher nicht. Denn kaum jemand dürfte so unklug sein, den Arm – wie in unserem Demonstrationsbeispiel mit den Zahlen – bewusst zu manipulieren; damit würde er ja genau das untergraben, was den Muskeltest so wertvoll macht, nämlich Informationen aus einer sonst nicht zugänglichen Bewusstseinsschicht des Klienten zu erhalten. Wo bliebe dann der Wert der Aussage?

Aber es sollte hier deutlich werden, dass sich beim Muskeltest *unbewusste* Projektionen einmischen können, und diese gilt es aufzuspüren. Doch selbst wenn sich die meisten Tester dieser Problematik *nicht* bewusst sind, reicht diese potenzielle Fehlerquelle nicht dazu aus, die Trefferquoten des analytischen Muskeltests *wesentlich* zu schmälern; sie scheint also im Ganzen betrachtet zwar wichtig, aber nicht ausschlaggebend zu sein.

Überhaupt lässt sich dieses geheime Spiel des Unterbewusstseins von Tester und Klient letztendlich nur verstehen, wenn wir den Muskeltest nicht als ein mechanistisches Werkzeug betrachten, sondern als Ausdrucksform eines geistigen Prinzips. (Dazu mehr im Kapitel „Nachklang“.)

Nun stellt sich die Frage, was zu tun ist, um den unerwünschten – weil verfälschenden – Einfluss eigener Projektionen auf die Testergebnisse zu vermeiden. Die erste und wesentliche Regel dafür lautet:

> Unsere Einstellung muss frei sein von Vorurteilen und Intentionen, wir müssen unseren Testpersonen offen und unvoreingenommen gegenübertreten.

Das bedeutet, dass selbstkritische Beobachtung fester Bestandteil des Testens sein muss, ebenso wie Aufrichtigkeit sich selbst gegenüber.

Situationen, die besonders anfällig sind für diese Art von Fehlern, sind etwa:

- besondere Sympathie oder Antipathie einer Testperson gegenüber
- Zeitdruck („Ich muss schnell etwas Passendes finden ...”)
- materielle Vorteile (teure Therapiegeräte in der eigenen Praxis, die sich amortisieren müssen)
- Stress und Anspannung sonstiger Art aufseiten des Testers

Wenn wir uns darüber im Klaren bleiben und uns bemühen, keine eigenen Interessen oder Absichten einfließen zu lassen, dürfte der Test in der Regel frei sein von Übertragungsphänomenen und damit in seinem Ergebnis „echt”. Seien Sie gewiss: Wenn Sie die physiologische Mechanik beherzigen und den Test muskelgerecht anwenden, wenn Sie zudem Ihr Gegenüber respektieren und bereit sind, in seinem Sinne mit ihm gemeinsam einen Schritt in Richtung Heilung zu tun, dann sind Sie zwar nicht unfehlbar, aber Sie verfügen über ein höchst effektives Instrument, mit dem Sie die Prinzipien des Lebens erkunden können.

Einen „Schnellcheck" für Ihre Selbstreflexion und für die Klärung von Irritationen finden Sie – knapp und übersichtlich – im Anhang dieses Buches.

Zur Abrundung und vor dem Start in die Praxisanwendungen möchte ich unsere grundsätzlichen Betrachtungen zu Funktion und Prinzipien des Muskeltests durch einen Seitenblick auf die spannende Frage erweitern: Wer oder was ist eigentlich für die „Antworten" und Ergebnisse beim Muskeltest zuständig?

Woher kommen die Testantworten?

Eine ganz wesentliche Grundlage beim Muskeltest, wenn nicht die wichtigste Basis überhaupt, ist die Einbindung dieses Instruments in ein „mentales Kommunikationsfeld" – wie oben durch den „Manipulationstest" belegt. Es zeichnet den Muskeltest aus, dass wir Zugang zu Informationen bekommen, die ohne eine solche Basis nicht erklärlich sind. Demnach ist das Wissen um solche Felder eine wertvolle Hilfe, die Abläufe beim Test tiefer zu verstehen.

Vier Kräfte wirken innerhalb des erwähnten Kommunikationsfeldes mit:

- der Untersucher
- der Getestete
- das Testobjekt
- eventuell: transpersonale Informationsquellen (TIQ)

Der Untersucher

Er ist in seiner Funktion „Sender" in Bezug auf die Untersuchungsabsicht und das eingebrachte Wissen. Seine Kenntnisse und Vorgaben von Selektionskriterien gehen in das gemeinsame Feld ein, somit auch Überzeugungen jeglicher Art (zur Testmaterie, bis hin zu Weltanschauungen), unabhängig von ihrem Wahrheitsgehalt.

Subjektive Voraussetzungen für verlässliche Testergebnisse: entspannt-konzentrierte Aufmerksamkeit, kritische Selbstreflexion, Bewusstmachen eigener Denkweisen sowie die Bereitschaft, diese infrage zu stellen.

Der Getestete

Er ist auf der Basis seiner inneren Informationen *Reflektor* und *passiver* Antwortgeber. Seine Meinungen und Vorlieben sind für das Testergebnis nicht relevant, es sei denn, sie werden explizit als solche untersucht (beispielsweise sogenannte Glaubenssätze in der psychotherapeutischen Begleitung).

Subjektive Voraussetzungen für „saubere Reflexion“: Vertrauen und die Bereitschaft, sich auf den Testvorgang einzulassen.

Das Testobjekt

Die „Feldstärke“ eines materiellen Testobjekts ist schwer festzulegen. Der Kontakt zu einer Substanz bewirkt zwar eine Reaktion beim Muskeltest, auch unabhängig vom Wissen des Testenden; *mentale* Einflüsse (Kenntnisse zur Materie, Verwechslungen) dominieren jedoch über die *materiellen.* (Ausführliches dazu bei Interesse in *Die wundersame Welt des Muskeltests.*)

Transpersonale Informationsquellen

Bei der Arbeit mit dem Muskeltest kommen vereinzelt Informationen ins Spiel, die weder mit dem Wissensstand des Getesteten, noch dem des Testenden zu erklären sind. Hierzu im Folgenden ein kleiner Exkurs:

Fast jeder, der eine Weile mit dem Muskeltest arbeitet, macht irgendwann die Erfahrung, dass man „irgendwie“ bei einer Information angekommen ist, die für Untersucher wie Testperson Neuland ist. Da diese Erfahrung von vielen Anwendern geteilt und durch oft verblüffend stimmige Testergebnisse nachträglich untermauert wird, kann sie nicht als Zufall abgetan werden. Solche Phänomene werden in der Regel freudig aufgenommen, aber seltener hinterfragt. Dabei bedürfen derlei Überraschungsantworten besonderer Aufmerksamkeit, da wir auf ihre Quelle keinen kontrollierten Zugriff haben und ihre Aussagequalitäten nicht immer beurteilen können.

Hypothesen ordnen diese Beobachtungen dem sogenannten „kollektiven Unbewussten" (nach C. G. Jung) zu oder auch „morphischen Feldern" (nach R. Sheldrake). Nach diesen Theorien sind sämtliche Informationen aus Vergangenheit und Gegenwart (und Zukunft?) in einer nicht näher bekannten „universellen Matrix" gespeichert – in der Alltagswelt vielleicht in etwa mit dem Pool des Internetwissens vergleichbar. Als Individuum hätten wir (unter ebenfalls nicht näher bezeichneten Konditionen) Zugang zu einzelnen dieser Informationen.

Diese Thesen sind unter Wissenschaftlern umstritten, jedoch schließen sich ihnen heute schon manche Hirnforscher an. Diese gehen davon aus, dass der Mensch nur wenige seiner Gedanken aktiv „produziert" (etwa beim bewussten Nach-Denken), während andere Gedanken durch autonome elektrische Aktivitäten der Gehirnzellen entstehen könnten und wieder andere von außen „einzufallen" scheinen. Aus der Tatsache, dass Gedanken nachweislich Fernwirkungen haben können (Telepathie, Synchronizitätsphänomene ...), schließen sie auf ein „energetisches Speichermedium", zu dem durch eine Art Kanalisierung oder Antennenfunktion ein Gedankenkontakt aufgebaut werden kann oder spontan stattfindet. Die mentale (oft weitgehend unbewusste) Kommunikation zwischen einzelnen Individuen, die herkömmlich als Telepathie bezeichnet wird, wirkt beim Muskeltest beispielsweise, indem der Testende entweder eigene Überzeugungen „sendet", die dann vom Getesteten reflektiert werden, oder indem die Testabsicht unausgesprochen mit einfließt.

In der Kommunikation mit dem „Universalspeicher" gibt es nun aber keinen eindeutigen „Reflektor" wie bei der personalen Telepathie. Die Testergebnisse, die über morphische Felder zustande kommen, müssen nicht *per se* korrekt sein. Denn wenn die Hypothese solcher mentalen Speicher zutrifft, dann ist in ihnen *alles* gespeichert – ohne Rücksicht auf gut und schlecht, richtig und falsch. Wenn wir allein schon die Anteile *menschlicher* „Eingaben“ in dieses Feld über die Jahrtausende hinweg betrachten, dürfte dort weniger Löbliches gespeichert sein als allerlei „Gedankenschrott“ (– ähnlich, wie auch im Internet Informatives, Belangloses, Unsinn und sogar Kriminelles nah beieinanderliegen).

Ob wir nun in eher *technischer* Betrachtungsweise eine Art „kosmische Datenbank“ annehmen, die irgendwann einmal, ähnlich der Schwerkraft, auch von der Wissenschaft nachgewiesen wird, oder ob wir uns auf Informationen einer unsichtbaren – *geistgewirkten* – Welt stützen: Die *technische* Variante muss jedenfalls auf „Schrott“ geprüft werden und ebenso müssen, wenn wir uns auf Informationen einer jenseitigen Welt berufen, die „Geister geschieden“ werden. Denn: Nicht alles ist wahr, nur weil es aus unsichtbaren Quellen kommt!

Konsequenzen für den Muskeltest

Einerseits liefert diese transpersonale Quelle immer wieder kostbarste Informationen, die unsere therapeutischen Möglichkeiten erweitern – ganz auf sie zu verzichten, würde das Kind also mit dem Bade ausschütten. Andererseits wissen wir letztlich nicht, welcher Art diese Quelle ist, denn eine Reihe recht fragwürdiger Testergebnisse lässt sich nur durch Empfang „unsolider“ Informationen erklären.

Meine Empfehlungen lauten daher:

- Den Muskeltest in den Bereichen einsetzen, in denen man über qualifizierte Kenntnisse verfügt und die „inspirierten“ Ergebnisse fachgerecht nachvollziehen oder verfolgen kann!
- Transpersonale Informationsquellen „ergeben“ sich oft ohne gezielte Suche; sie sollten immer kritisch hinterfragt und ihre objektive langfristige Auswirkung sollte verfolgt werden.

- Darüber hinaus gelten weiter die Grundbedingungen des Muskeltests: entspannt-zentriertes Arbeiten, Genauigkeit in den Formulierungen und Vorgaben, wache Aufmerksamkeit, klare Kommunikation mit den Getesteten, logischer Abgleich.

Der Muskeltest gibt uns wertvollste Informationen – sie zu verarbeiten, zu bewerten und zu verantworten liegt aber allein in der Hand des Anwendenden!

Teil II

Die Praxis des Muskeltestens

Von einfachen zu komplexen Anwendungen

In den vorausgehenden Kapiteln habe ich alles beschrieben, was Sie benötigen, um den Muskeltest als Untersuchungsinstrument erfolgreich anwenden zu können:

- Die *Physiologie* macht verständlich, wieso er funktioniert.
- Mit der optimalen *Testtechnik* wissen Sie das Instrument zuverlässig einzusetzen.
- Der *Muskeltest-Dialog* öffnet Türen zum vegetativen Informationspool und ins Un(ter)bewusste.
- Die *idiomotorische Programmierung* des *Rastertests* erlaubt Ihnen vielfältigste und zugleich übersichtliche Anwendungen.
- Die Frage nach den „Antwortgebern" hat uns sensibilisiert für *Aufmerksamkeit* und *Selbstreflexion* im Umgang mit dem Testverfahren.
- Wir haben einen Blick auf den *Substanztest* geworfen, für den wir das wahrnehmende Sinnesorgan (noch) nicht benennen können, und wir haben den *Dialogtest* betrachtet.

Wie lässt sich das alles nun zu einem sinnvollen System zusammenfügen, das für unser Leben beziehungsweise für die Heilkunde wirklich so nützlich ist, wie ich es zu Beginn angekündigt habe? Und: Kann man sich die praktische Anwendung des Muskeltests überhaupt selbst so gut aneignen, dass man sicher und verantwortungsvoll damit umgehen kann? – Das ist tatsächlich möglich, sofern man die Grundvoraussetzungen beherzigt, nämlich konsequente Selbstreflexion und Beschränkung auf den eigenen Kompetenzbereich.

(Darauf komme ich immer wieder und vor allem am Ende des Buches konkreter zurück.) Auf dieser Basis möchte ich Sie in angemessenen Schritten in das „Muskeltest-Training“ einführen. Denn mit dem Muskeltesten ist es wie mit anderen Fertigkeiten auch: Man muss es trainieren und man braucht angemessene Trainingseinheiten, die folgerichtig aufeinander aufbauen. Das heißt: Sich das Schwerste möglichst nicht gleich beim „Warmlaufen“ vornehmen, sondern mit Erfahrungen beginnen, die Sicherheit schaffen und auf denen, wenn sie „sitzen“, weiter aufgebaut werden kann.

Wenn Sie die Prinzipien des Muskeltestens beherrschen, können Sie dieses Instrument in vielfältiger Weise nutzen. Seiner Grundfunktion entsprechend – nämlich dass er uns Zugang verschafft zu Informationen des *Körper*systems, die im weitesten Sinne mit seiner *Unversehrtheit* zu tun haben – liegt sein „Zuhause“ in der Heilkunde. Die Reaktionsgrundlage des Muskeltests (Kontrollverlust der Muskulatur) ist ja im Prinzip ein Warnsignal zur Gefahrenabwehr; die primäre Funktion des Muskeltests steht also unmittelbar in Verbindung mit der *Gesunderhaltung* des Organismus.

Dementsprechend kann der Sinn des Muskeltestens nicht darin liegen, spektakulär irgendetwas „Spannendes“ auszutesten (auch nicht, ob Rom die Hauptstadt von Italien ist oder welche der vier Antworten bei „Wer wird Millionär?“ die richtige ist ...). Es geht vielmehr darum, Kontakt aufzunehmen zu Instanzen von Körper und Seele, die uns innerhalb heilungsfördernder Prozesse besser leiten und entscheiden helfen. Hierzu ist der Muskeltest wie geschaffen und er bringt in der Heilkunde einen gravierenden Vorteil ins Spiel: Im Unterschied zu den üblichen Untersuchungsmethoden bietet er eine „Schau von innen“.

Übliche Befunde, ob von Labor, Abhorchen oder Röntgenbild, ermöglichen nur einen Blick von außen; sie werden zwar auch aus dem Individuum gewonnen, doch bedarf jeder Befund weiterer Interpretation, wird also sozusagen von dem isoliert, durch den Abgleich mit allgemeinen Erfahrungen und daraus resultierenden „Normalwerten“ *gedeutet* und als allgemeine therapeutische Konsequenz an den Betroffenen „zurückgegeben“. Ein Befund aber beweist keinen *Zusammenhang*! Schmerzlich haben das in meiner Klinikzeit beispielsweise einige Patienten erlebt, deren Leberwert Gamma-GT erhöht war: Umgehend wurden sie des Alkoholmissbrauchs verdächtigt, weil dieser Wert lange Zeit als Indikator für alkoholbedingten Leberschaden galt. Heute weiß man, dass es auch andere Gründe für die Erhöhung geben kann, und man braucht weitere Parameter, um die „Beweislage“ zu stärken.

Der Muskeltest hingegen ist das ideale Instrument, mit dem man tatsächlich den individuellen *Zusammenhängen* nachgehen kann. Insofern sind, kriminalistisch gesprochen, die klinische Medizin und auch weitestgehend die Regulationsmedizin auf „Indizien“ angewiesen – der Muskeltest jedoch verhilft zum „Geständnis“ ...

Wie könnte nun eine erste sinnvolle Anwendung in der Praxis aussehen, wenn man das Instrument Muskeltest und seine Verlässlichkeit kennenlernen, erproben und nutzbringend einsetzen will?

Mit dem Muskeltest ist es grundsätzlich möglich, sehr *komplexe* Befundaufnahmen und daraus resultierende Therapiepläne zu erstellen. Darauf werden wir zuarbeiten. Wenn man aber gleich mit den komplexesten Problemstellungen begänne, würde das den Lernprozess enorm erschweren. Nach meiner Erfahrung (und nach der Erfahrung vieler Anwender aus unseren Ausbildungen) ist es ideal, mit einem leicht überschaubaren Arbeitssystem zu beginnen. Günstig ist es beispielsweise, den Test zunächst einmal zum „Berater“ bei der *Therapiewahl* zu machen, also reichlich mit dem Rastertest (Selektion von Möglichkeiten nach vorgegebenen Kriterien) und bei Bedarf ergänzend mit dem Dialogtest zu arbeiten, hiermit Erfahrungen zu sammeln und dann das Untersuchungsspektrum auszuweiten.

Der Rastertest in der Praxis

Weil ich diesen Aspekt für so wichtig halte, erlaube ich mir, ihn hier noch einmal zu betonen:

> Die Arbeit mit Rastern (= Suchoptionen) zur Differenzierung von mehr als drei Objekten ist eine der wertvollsten Strukturen der Untersuchung mit dem Muskeltest innerhalb der Heilkunde!

Ein paar Beispiele mögen Sie anregen, Bereiche auszuwählen, in denen Sie mit dem Praxistraining sinnvoll beginnen können. Ihrer Inspiration bleibt es überlassen, weitere Einsatzmöglichkeiten zu erkunden, in denen der Muskeltest hilfreiche Informationen beisteuert. Wenn Sie dann immer wieder überzeugende Erfahrungen damit sammeln, werden Sie sich vermutlich (genauso wie ich) fragen, wieso er nicht längst zu einem Standardinstrument in der Schul- und Komplementärmedizin bzw. Naturheilkunde geworden ist ...

Auswahlverfahren (bei denen der Muskeltest individuelle Entscheidungen ermöglicht) kommen in der Praxis sehr häufig vor, etwa für folgende Zwecke:

- Nahrungsmittel (Unverträglichkeiten können bei vielen Erkrankungen mitverantwortlich sein.)
- Diätempfehlungen (auch zeitlich begrenzte)
- Körperpflegemittel (etwa bei diversen Hauterkrankungen)
- Therapeutische Materialien (zum Beispiel Zahnwerkstoffe)
- Medikamente (allopathisch wie homöopathisch)
- Nachweis von Allergien
- Therapieverfahren (bei nichtmedikamentösen Behandlungen)
- Diagnoseverfahren

- Suche nach emotionalen Triggerbegriffen in der psychotherapeutischen Begleitung (– ausführlich behandelt in meinem früheren Buch *Gesund durch psychologische Kinesiologie*; Näheres dazu auf meiner Internetseite: www.praxis-keding.de/Ausbildung)

Auch als Alltagstest für jedermann findet der Muskeltest bei medizinischen Laien durchaus sinnvollen Einsatz, zum Beispiel:

- zum Austesten verträglicher bzw. gesundheitsfördernder oder gesundheitsschädlicher Nahrungsmittel (der Muskeltest als „Einkaufsberater")
- zum Auswählen von Körperpflegeprodukten und Kosmetika (sehr bewährt bei Sonnenschutzmitteln, Zahnpasta, Waschpulver und vielem mehr)
- zum Auswählen von Selbstmedikation und Hausmitteln bei Bagatellerkrankungen.

Die Kriterien, nach denen die jeweiligen Substanzen selektiert werden sollen, müssen vor Testbeginn gut durchdacht sein – wobei sich einige Standardsituationen wiederholen, in denen dann natürlich auch auf vorgefertigte Formulierungen zurückgegriffen werden kann. Diese jeweiligen Optionspaare sollten um der Klarheit willen möglichst vor dem Testen benannt oder notiert werden, beispielsweise so:

Optionen

- Der Muskel hält (+), wenn die Substanz für den Organismus verträglich ist.
  Der Muskel gibt nach (–) bei Unverträglichkeit.
- \+ wenn an dieser Stelle als Zahnmaterial geeignet und verträglich;
  –, wenn eines davon nicht der Fall ist.
- +, wenn das Medikament den Heilungsprozess relevant fördert;
  –, wenn das nicht der Fall ist.
- +, wenn das Medikament für den Heilungsprozess unerlässlich ist;
  –, wenn man darauf verzichten kann.

- \+ bei dem, was als Sofortmaßnahme erforderlich ist;
  – bei allem, was zunächst zurückgestellt werden kann (beispielsweise bei akuter Dekompensation einer chronischen Erkrankung).
- \+ bei Therapieverfahren, die hier und heute die Beschwerden lindern;
  – bei allem, was nicht ausreichend nützt oder nicht verfügbar ist.

In manchen Fällen empfiehlt sich sogar ein wiederholter Testdurchgang mit denselben Substanzen unter verschiedenen Vorgaben, um noch differenziertere Entscheidungsmöglichkeiten zu nutzen, indem man die Auswahlkriterien vom Übergeordneten zum Spezielleren verfeinert.

Beispiele für Verfeinerung:

- Zunächst *„verträgliche"* Nahrungsmittel austesten, dann erst unter diesen die *„empfehlenswerten"*, sodass dem Patienten eine Entscheidungsoption bleibt, falls die „Empfehlungs"-Testergebnisse sein Ernährungsspektrum stark einschränken.
- Zunächst *„geeignete"* Medikamente auswählen (was sich üblicherweise auf Wirksamkeit und Verträglichkeit bezieht), um unter *„optimal"* dann auch situationsbezogen das *Ideale* zu wählen. (Tetracyclinpräparate könnten zwar in Bezug auf eine Erkrankung ideal sein, aber nicht in Anbetracht eines Urlaubs mit starker Sonneneinstrahlung. *„Notwendig"* (= unumgänglich) könnte dann als Kriterium wiederum darauf hinweisen, dass genau dieses Mittel eingenommen, die Sonne jedoch gemieden werden sollte ... – Auf *„geeignete"* Mittel kann auch zurückgegriffen werden, sofern *„optimale"* situativ nicht verfügbar sind.

Da ein guter Rastertest in jeder Praxis sozusagen Gold wert ist, gebe ich seinem Einsatz hier noch etwas mehr Raum, indem ich anhand des „klassischen" (weil gerade in der Kinesiologie oft genutzten) *Nahrungsmitteltests* noch einmal die unterschiedliche Aussagekraft von Rastervorgaben deutlich machen möchte.

Am weitesten verbreitet ist der *Verträglichkeitstest:*

+ = verträglich

– = unverträglich

Diese Aufteilung ergibt beispielsweise Sinn bei Störungen des Magen-Darm-Traktes, bei nahrungsabhängiger Migräne, eventuell bei Neurodermitis oder generell auf irgendwelche Beschwerden oder Störungen bezogen (zu denen vor dem Testen ein Bezug formuliert werden sollte).

Interessanter kann sein, ob jemand *allergisch* reagiert, also:

+ = nicht allergisch

– = allergisch

Was hier scheinbar verdreht definiert ist (bei „nicht" steht das +), ergibt insofern Sinn, als der *schwache* Muskel weiterhin anzeigt, was *gemieden* werden sollte bzw. was „schadet".

Interessant ist die Unterscheidung der Allergie von der Unverträglichkeit deshalb, weil sehr häufig nach Sanierung der ihr zugrunde liegenden Störung (siehe Kapitel „Ursachenorientierter Heilungsansatz") das Allergen problemlos vertragen wird.

Selbstverständlich können auch *Diätpläne* ausgetestet werden:

+ = zurzeit für den Heilungsprozess förderlich oder zumindest neutral

– = beeinträchtigt derzeit Heilungsprozess oder Befinden

Die hierbei erscheinenden Testergebnisse müssen nichts mit *genereller* Unverträglichkeit zu tun haben! Beispielsweise kann ein hoch fiebernder Grippepatient während der akuten Krankheitsphase vielleicht keine Milch vertragen (da sie Verschleimung begünstigt) oder kein Fleisch (das den Verdauungstrakt belastet), hingegen reichlich Obst – *nach* der Genesung aber verkraftet er problemlos sein Milchmüsli und den Schweinebraten.

Vielleicht hat ein Patient einmal den Wunsch, *präventiv* nach der für ihn gesunden Ernährung zu forschen, die per Muskeltest individualisiert und optimiert werden kann:

+ = gesundheitsfördernde Nahrungsmittel

– = Nahrungsmittel, die nicht der Gesundheit dienen

Oder man kann eine *Spezialkost* austesten, um Mangelerscheinungen zu beheben oder eine Stoffwechselstörung auszugleichen (Stichwort Säure-Basen-Haushalt). Ihrer Kreativität sind da kaum Grenzen gesetzt. Überlegen Sie also vorab konkret, was Sie für den Patienten wollen, fassen Sie es in die passenden Worte und setzen Sie diese sozusagen als Leuchtschrift über den gesamten nachfolgenden Testablauf!

Im Zusammenhang mit dem Rastertest insbesondere für Arzneien sollte der Umgang mit *Testkästen* nicht unerwähnt bleiben. Um dieses Kapitel nicht zu überfrachten, gehe ich darauf dort näher ein, wo es größere praktische Relevanz hat, nämlich im Kapitel über biochemische Krankheitsursachen.

Verbale Suchlisten

Wenngleich sich in den oben genannten Beispielen die Suchkriterien auf den *Substanztest* beziehen, ist der Rastertest keineswegs auf die Anwendung bei materiellen Objekten beschränkt. Wie schon im Eingangsteil angesprochen, lassen sich Listen mit Stichworten erstellen, die ebenfalls nach definierten Kriterien selektiert werden können. In der medizinischen Praxis gehört dazu vor allem die Wahl von Therapieverfahren. Diese könnten zwar auch per Dialogtest benannt werden – aber stellen Sie sich den Aufwand vor, wenn Sie alle infrage kommenden Behandlungsmöglichkeiten für Rückenschmerzen der Reihe nach in ganzen Sätzen auf ihre Eignung überprüfen müssten! Wie viel einfacher ist es da, nach der entsprechenden Vorgabe nur noch eine Methode nach der anderen mit einem einzigen Wort aufzurufen und die unmittelbare Muskelreaktion abzulesen.

Beispielhaft könnte eine solche Liste für die Behandlung von Rückenschmerzen so aussehen:

- Akupunktur
- Bäder
- Chiropraktik
- Elektrotherapie
- Fangopackung
- Kurzwelle
- Massage
- Neuraltherapie
- operativer Eingriff
- Osteopathie
- Physiotherapie
- Rückenschule
- Schmerzmittel
- Stufenlage …

Ihr Kenntnisspektrum in konventioneller und komplementärer Medizin kann diese Liste noch erweitern.

Nach Formulieren der gewünschten Vorgabe (zum Beispiel: „Der Arm *hält* bei *den* Maßnahmen, die zurzeit am besten zum Heilungsprozess beitragen.“) wird eine Therapiemethode nach der anderen mit nur einem Wort benannt. Mit dem Halten des Armmuskels zeigt der Organismus an, welche Behandlungsform ihm bestmöglich weiterhilft.

Allerdings benötigt dieses Vorgehen etwas mehr vorbereitende Gedankenarbeit: Während im Substanztest (für Medikamente, Werkstoffe, Nahrungsmittel und Ähnliches) auf vorhandenes Material zurückgegriffen werden kann, muss man beispielsweise Behandlungsverfahren immer unter Einbeziehen des jeweiligen Praxisprofils selbst zusammenstellen und zu einem „verbalen Testkasten“ ordnen. Dazu gehören dann alle Therapiemethoden, die man selbst anwendet, wie auch weitere Verfahren, die gegebenenfalls zu delegieren oder vom Patienten selbst anzuwenden sind. Einmal erarbeitet können solche Testlisten immer wieder benutzt werden, vor allem für häufig wiederkehrende Behandlungsindikationen, aber auch als Ausgangsmaterial zur Erstellung weiterer Listen.

Hier ein paar Empfehlungen, wie Sie solche persönlichen Schemata entwerfen und ökonomisch „formatieren“ können – in der hier genannten Schrittfolge:

1. Klärung, für welche Indikationen die Therapiewahl per Muskeltest sinnvoll ist (zum Beispiel Beschwerden des Bewegungsapparats)
2. Bestandsaufnahme aller eigenen Behandlungsmethoden und Geräte für diese Indikationen
3. Sammlung weiterer bekannter Therapieformen, die an andere delegiert werden, im Sinne von Verordnung oder Weiterempfehlung und Kooperation; auch Empfehlungen an den Patienten zur Selbsthilfe
4. Aufnahme der Rubriken „Sonstiges“ (– wir könnten ja in unserer Aufstellung etwas Wichtiges vergessen haben) und „Ursachenklärung“ (dazu siehe weiter unten) in die Liste
5. Erleichtern des Überblicks durch Bilden von Untergruppierungen (zum Beispiel: manuelle Therapien, apparative Behandlungen, Selbsthilfe des Patienten)
6. Notieren einiger Standard-Sortierkriterien, nach denen der Muskeltest differenzieren soll (heilungsfördernd, notwendig, optimal oder ähnlich ...)

Die Vorgaben für Suchkriterien können dann beispielsweise auch verschiedene Praxissituationen berücksichtigen (wie *Kurztest* bei voller Praxis, *Extrasitzung* zur allgemeinen Therapieplanung oder *Akutbehandlung* im Notdienst) oder relevante Abneigungen des Patienten (Neuraltherapie besonders wirksam, Patient möchte aber keine Spritzen). Sie werden sehen, wie vielfältig und präzise und zugleich vom Prinzip her einfach das Instrument Muskeltest sich im Praxisalltag nutzen lässt.

Der Dialogtest im Einsatz

Obwohl der Rastertest den Dialog beim Muskeltesten weitgehend ersetzt, wird der Dialog damit nicht überflüssig. Im einführenden Teil hatte ich schon erwähnt, dass es manchmal sinnvoll oder sogar wichtig ist, zu einem bestimmten Testergebnis nähere Hintergründe zu erfahren oder diese Ergebnisse zu ergänzen. Wenn Sie auf diese Weise den Dialogtest für begrenzte Situationen einbeziehen, beispielsweise um *Dosierungen* von Medikamenten zu bestimmen, bleibt die sprachliche Herausforderung überschaubar, sodass Sie anhand einer einfachen Systematik der Formulierungen (mehr als ..., weniger als ..., exakt ...) immer mehr sprachliche Klarheit und Denkschärfe entwickeln dürften.

Gerade wenn wir mit dem Muskeltest arbeiten, können wir immer wieder erleben, wie oft wir uns bei unkonkreter Sprache ertappen! Eindeutige Aussagen aber sind die absolute Voraussetzung, wenn wir uns auf Aussagen des Tests verlassen wollen. Ob ich mir beispielsweise wirklich die Bandscheibe operieren lassen würde, wenn jemand im Muskeltest-Dialog formulierte: „Das ist gut für Sie", wage ich zu bezweifeln. Käme aber eine Zustimmung des Tests zu der Aussage: „Eine Operation ist für den Heilungsprozess unbedingt erforderlich", so wäre ich zu überzeugen.

Mit diesem Testvorgehen – so viel Raster wie möglich, so konzentrierte Dialoge wie nötig – lassen sich gerade bei der Behandlung akuter Gesundheitsstörungen rasch Erfahrungen sammeln (– akut deshalb, weil sich dann die jeweiligen Erfolge oder Misserfolge zeitnah nachvollziehen lassen); und damit gewinnt man Sicherheit in der Anwendung des Muskeltests. Wenn Sie mithilfe eines einfachen Dokumentationssystems (siehe Empfehlungen im Anhang) immer mehr positive Erfahrungen nachvollziehen können, wird Ihnen der Muskeltest bald ein unentbehrlicher Ratgeber sein – und er wird Sie verlocken, die Tiefen der Heilkunde weiter auszuloten.

In einem Fall aus meiner Praxis, in dem der Dialogtest ein entscheidender Wegweiser war, erwies sich seine Korrektheit leider auf dramatische Weise:

Notoperation

Eine junge Frau kam mit diffusen Unterbauchschmerzen und Durchfall in die Sprechstunde. Der Bauch war auf Druck besonders rechts schmerzhaft, der Verdacht auf Blinddarmentzündung lag nahe, das Gesamtbild war trotzdem eher untypisch. Deshalb bot ich den Test an.

Über verbale Aussagen arbeitete ich mich an das Problem heran (+ = gehaltener Arm):

„Bei den Beschwerden handelt es sich um eine Infektion. (+) Von dieser Infektion ist der Blinddarm betroffen. (+) Der Blinddarm ist derart betroffen, dass eine Operation erforderlich ist. (+) Eine Operation ist *dringlich*. (+) Es gibt auch andere sinnvolle Behandlungsalternativen. (–)“

Somit ergab sich die klare Aussage, dass eine Operation nicht zu umgehen und auch nicht aufzuschieben war.

Die Patientin wollte erst noch die Nacht über zu Hause abwarten und sich am nächsten Tag in der chirurgischen Ambulanz vorstellen – laut Testergebnis sollte sie aber vor Ablauf von sechs Stunden operiert werden! Ich drängte sie, gleich ins Krankenhaus zu fahren. Dort entschloss man sich zunächst, den Verlauf zu beobachten, da die Symptome und die Laborergebnisse nicht eindeutig waren. In der Nacht verstärkten sich die Schmerzen und sie bekam hohes Fieber. Sie wurde dann doch notfallmäßig operiert – der Blinddarm war bereits akut in die Bauchhöhle durchgebrochen ...

Dieses Ereignis hatte übrigens zur Folge, dass der Muskeltest im Kreis meiner ärztlichen Kollegen zunehmend ernst genommen wurde, sodass einige hin und wieder mit „Konsiliaruntersuchungen“ seine Hilfe in Anspruch nahmen.

Allein schon die Möglichkeit, Behandlungsstrategien durch Muskeltestauskunft am Patienten selbst zu individualisieren und damit zu optimieren, ist eine Sensation für die Medizin; sie erspart vielerlei Ausprobieren, Fehlversuche und Halbheiten angesichts der Fülle therapeutischer Optionen. Dadurch bleibt den Therapeuten mehr Zeit für das Wesentliche, nämlich die Zuwendung zum Patienten. Wo die Behandlungsfrequenz dank wirkungsvollerer Heilungsprozesse abnimmt, sinken auch Behandlungsrisiken und Kosten. Insofern wird der Muskeltest, selbst wenn man ihn nur als „Auswahlberater" versteht, zu einer Art Revolution für die ärztliche Praxis.

Ursachenorientierte Heilkunde

Die Tatsache, dass der Muskeltest unbewusste Informationen des Organismus in eine bewusst ablesbare Form überführt, lässt darüber nachdenken, ob dieses Informationssystem nicht noch wirksamer genutzt werden kann. Könnte es nicht auch dazu dienen, das Verständnis besonders von chronischer Krankheit und deren Heilung noch grundlegender zu erfassen als nur durch die Wahl der passenden Intervention, sei sie schulmedizinisch oder komplementärmedizinisch?

Wir müssen ja leider eingestehen, dass wir in der Heilkunde oft recht hilflos vor einem großen Teil der Krankheiten stehen. Diese Hilflosigkeit fällt nicht sofort auf, weil Akutes meist von selbst ausheilt und Chronisches durch das Etikett einer Diagnose beherrschbar zu sein scheint: „Kenne ich den Namen, ist die Macht gebannt" – wie im Märchen von Rumpelstilzchen. Der „Trick" mit geschickten begrifflichen Diagnosezusätzen tut ein Übriges, um Nichtwissen zu verschleiern: Diagnostische Bezeichnungen wie „idiopathisch" (idiopathische Neuropathie), „intrinsisch" (intrinsisches Asthma), „essenziell" (essenzielle Hypertonie) und „funktionell" (funktionelle Herzrhythmusstörungen) bedeuten letztlich nur, dass man keine wirkliche Ahnung davon hat, was eigentlich dahintersteckt und wodurch die Krankheit sich entwickelt hat. Das wiederum verleitet dazu, allein die Symptome zu behandeln, mit der oft resultierenden lebenslänglichen Medikamenteneinnahme, den damit riskierten Nebenwirkungen und den ausufernden Kosten im Gesundheitswesen. Das frustriert viele Kranke, aber auch Ärzte.

Nun haben sich aus solch einer Unzufriedenheit heraus manche Ärzte bereits dazu entschieden, ihr Behandlungsspektrum regulationsmedizinisch zu erweitern. Zweifellos ist das ein wertvoller Weg, der vielen chronisch Kranken zu einem besseren Leben verhilft. Aber leider ist er in der Regel mit einem hohen Aufwand verbunden, einmal, was den Therapieumfang für jeden einzelnen Patienten angeht, zum anderen auch hinsichtlich einer meist sehr umfangreichen therapeutischen Ausbildung, die hierfür – zusätzlich zu den üblichen klinischen Fortbildungen – zu absolvieren ist. Könnte der Muskeltest hier möglicherweise einen vergleichbaren Zugang bieten, wie ihn die Regulationsmedizin verfolgt, und zugleich seine Fähigkeit zur individuellen Optimierung darin einbringen?

Dazu zunächst folgende Überlegung: Insbesondere chronisch Kranke profitieren erheblich von dem Ansatz, „das Übel bei der Wurzel zu packen". Doch selten ist bekannt, welches nun die wirkliche Wurzel des Übels ist. Denn eine unübersehbare Fülle von negativen Einflüssen auf Leib und Leben mündet in ein eher begrenztes Ausdrucksspektrum von körperlichen Symptomen: Atemnot, Hautausschlag, Durchfall, Schmerzen. Was vom Erscheinungsbild her ähnlich aussieht (– daher wird auch *eine* Kopfschmerztablette für 37 Arten von Kopfschmerzen angepriesen ...), kann unterschiedlichste Entstehungswege haben.

Nur der Organismus selbst kennt die Ursprünge und „weiß", ob er das Magengeschwür dem immensen Kaffeekonsum oder dem Ärger in der Firma zu verdanken hat; oder ob Kopfschmerzen von einem Zahnherd, vom Alkoholkater, von Überanstrengung der Augen, von einer chronischen Fehlhaltung oder von zu viel „Kopfzerbrechen" herrühren. Ähnlich hat meine Praxiserfahrung mit dem Muskeltest gezeigt, dass Neurodermitis häufig durch toxische Belastungen mit Schwermetallen wie Amalgam verursacht wird, dass sie aber auch durch Störung des bioelektrischen Systems oder durch seelischen Stress entstehen kann. Wenn der Muskeltest nun aber geeignet ist, solche Informationen zur Entstehung abzurufen, worin liegt dann der Vorteil?

Sinn und Zweck der Klärung der Ursachen von Krankheiten ist es, …

- den optimalen therapeutischen Ansatz zu finden und
- gegebenenfalls fortwirkende Schadensquellen auszuschalten.

Küchengifte

Angelika O. kam in die Sprechstunde wegen einer Art Schuppenflechte an beiden Armen und im Gesicht, die sich seit mehreren Wochen akut entwickelt hatte. Der Hautarzt hatte sie schon untersucht, die Diagnose war unsicher, die kortisonhaltige Salbe hatte bislang kaum Besserung gebracht; im Gegenteil, es tauchten immer wieder neue Stellen auf.

Meine Ursachenforschung ergab eine Schadstoffbelastung mit Formaldehyd. Die therapeutische Konsequenz war die Behandlung mit sogenannten „Ausleitungsmitteln“ (dazu später mehr). Daraufhin trat zunächst eine deutliche Besserung ein. Nach Absetzen der Mittel kam der Hautausschlag aber leider zurück. Daraus ließ sich schließen, dass die Patientin weiterhin diesem Schadstoff ausgesetzt war; der Dialogtest bestätigte das.

Die nun folgende detektivische Anamnese lenkte, vom Test bestätigt, den Verdacht auf die neue Einbauküche. Die Aussage des Muskeltests reichte Frau O. aber verständlicherweise nicht aus; wir brauchten ein unabhängiges Gutachten. Dieses wurde von einem Umweltinstitut erstellt. Ergebnis: Von den Küchenmöbeln ging eine extrem hohe Formaldehyd-Emission aus – und das auch noch nach etlichen Monaten Ausdünstung!

Die Konsequenzen waren jetzt nicht mehr zu umgehen, alle Familienmitglieder waren überzeugt. Die Küche wurde wieder ausgebaut, die Ausleitung wiederholt. Danach war und blieb Angelika O. beschwerdefrei. Die Küche musste als Sondermüll entsorgt werden.

Dies war übrigens die *teuerste* Konsequenz, die der Muskeltest in meinen 25 Jahren Praxisarbeit gehabt hat ... Einfacher und sogar kostensparend ging es in diesem Fall zu:

Kosmetik

Eine meiner Töchter vermutete, dass ein Ekzem um ihre Augen herum durch ein Kosmetikum ausgelöst worden war. Von klein auf vertraut mit dem Muskeltest, testete sie im Selbsttest alle ihre Kosmetika durch und musste überrascht feststellen, dass offenbar ihr besonders teurer Lieblingsmascara dafür verantwortlich war. Laut Test sollte sie ein wesentlich billigeres Produkt problemlos vertragen. Sie probierte die Muskeltest-empfehlung aus – und wurde durch sofortiges Abheilen des Hautausschlages bestätigt.

Sicherlich ist eine vertiefte Ursachenklärung nicht in jedem Fall notwendig und sinnvoll; bei einem Schnupfen oder bei Hexenschuss durch Verheben – also bei ganz offensichtlichen Zusammenhängen – ist sie wohl nicht angebracht. Aber die Tatsache, dass das Ausdrucksspektrum des Körpers bei Störungen eher beschränkt ist, die zugrunde liegenden Ursachen dagegen ausgesprochen vielfältig sein können, macht eine solche Zuordnung zu den relevanten Ursachen in zwei Fällen besonders sinnvoll:

- bei jeder Art anhaltender unklarer Beschwerden und
- bei chronischen Erkrankungen.

Wenn wir uns Menschen als offene Systeme im ständigen Austausch mit unserer Umwelt verstehen (Austausch besonders durch Luft und Nahrung), müssen wir zur Kenntnis nehmen, dass wir heute einer unübersehbaren Vielzahl potenzieller „Krankmacher" ausgesetzt sind. Diese begleiten unser Leben einerseits ständig, sozusagen durch und durch, aber andererseits *müssen* sie nicht zwangsläufig krank machen. Damit scheint es unmöglich, allgemein oder im Einzelfall nachzuvollziehen, welche der tausendfachen Einwirkungen von Ernährungsfehlern, Strahlungsquellen, Stressfaktoren, Umwelttoxinen usw. überhaupt relevant sind für die Entstehung einer bestimmten Krankheit. Wen wundert es da, dass Therapeuten eher selten auf die Idee kommen, sich auf eine solche Spurensuche zu machen. Vereinfachung wäre also eine Grundbedingung, um diesen lohnenden Weg der individuellen Ursachenklärung aufzugreifen und ihn – zumindest probehalber – zu erkunden.

Diese Vereinfachung innerhalb der verwirrenden Vielfalt müsste drei Konditionen erfüllen:

- *Universalität:* Eine solche Vereinfachung muss auf alle medizinischen Disziplinen und für unterschiedlichste Grundkenntnisse anwendbar sein.
- *Vollständigkeit:* Inhaltlich muss zu jeder Art von Krankheitsursache ein Zugang möglich sein, das heißt, es darf in einer solchen Systematik nichts Wesentliches fehlen.
- *Übersichtlichkeit:* Die Systematik muss uns bei aller Komplexität und Differenziertheit ermöglichen, den Überblick zu bewahren und den „roten Faden" zu verfolgen.

Das hört sich recht anspruchsvoll an, aber – einen solchen Ansatz gibt es tatsächlich! Innerhalb kinesiologischer Verfahren ist ein Untersuchungssystem integriert, das meiner Ansicht nach einen Spitzenplatz verdient, anstatt meist verborgen unter vielen anderen methodischen Aspekten mitzulaufen: die dort sogenannten „Modalitäten" von Krankheiten. Da dieser Begriff zwar in der Kinesiologie geläufig ist, aber für Außenstehende meiner Meinung nach nicht aus sich heraus anschaulich macht, um was es sich handelt, bevorzuge ich inzwischen stattdessen die Bezeichnung „Ursachenkategorien“. Wählen Sie selbst, was Ihnen näher liegt!

Das Geniale an diesem System ist ein hilfreiches „Schubladendenken“: In nur vier Schubladen sind die eigentlich unzähligen Faktoren, die das Wohl und Wehe eines Organismus beeinflussen, sozusagen vorsortiert. (Vgl. nächstes Kapitel) Jede Schublade enthält qualitativ Verwandtes, das mit den Inhalten der anderen Schubladen eher „fremdelt“. Innerhalb der Schubladen lassen sich zwecks Übersichtlichkeit weitere Unterfächer einrichten, die es ermöglichen, Störungen weiter zu spezifizieren. Entscheidend ist zunächst einmal, dass man die detailliertere Suche überhaupt in der richtigen Schublade beginnt; das trägt gleich zur Entlastung bei, weil man alles, was in den anderen Schubladen liegt, ignorieren kann.

Dies hat, aus dem Bild auf die Heilkunde übertragen, unmittelbare Konsequenzen: Es wäre unrealistisch, unter den unüberschaubaren pathogenen Einflüssen unserer modernen Welt *alles* sanieren zu wollen, was krank machen könnte. Vieles kompensiert unser Körper ohnehin durch seine genialen Selbstheilungskräfte. Aber bei chronisch Kranken ist diese Autokorrektur aus dem Lot und es gibt unter der Vielzahl von Einflüssen einige wenige, die bei der Entstehung von Krankheit eine *maßgebliche* Rolle spielen. Sofern man diese zu packen bekommt, erübrigen sich viele andere Maßnahmen. Damit aber in die richtige Richtung behandelt werden kann, damit zumindest qualitativ der richtige Faden aufgegriffen werden kann, reicht es zunächst schon aus zu wissen, aus welcher Einflusskategorie die Krankheit hauptsächlich genährt wird. Denn nichts wirkt so heilungsfördernd wie eine therapeutische Maßnahme aus derselben „Schublade“ (Kategorie), in der die Krankheit entstanden ist. Innerhalb dieser Schublade ist vieles an Therapien austauschbar, während man sich mit den Werkzeugen aus der *falschen* Kiste therapeutisch in der Regel vergeblich abmüht: Was nützen drei Jahre Psychotherapie, wenn die Sanierung eines Zahns die chronischen Kopfschmerzen umgehend beheben würde?

Die vier Kategorien von Ursachen

Entlastend bei der Suche nach den Wurzeln von Krankheiten ist die Tatsache, dass es eben nur *vier pathogene Grundkategorien* gibt. Störungen des Körpersystems können ausgehen von:

- Struktur
- Funktion
- Psychosomatik
- Energetik

Damit Sie bei der nachfolgenden konkreten, ausführlicheren Vorstellung dieser vier Kategorien den Weg der Zuordnung gleich mit vor Augen haben, beschreibe ich zunächst, mit welchem „Handgriff" der Muskeltest auf einfachste Weise „die richtige Schublade aufzieht".

Die Fingermodi

Selbstverständlich lässt sich die Zuordnung zwischen Krankheit und Ursprung jederzeit durch den schon bekannten Dialogtest – Fragen beziehungsweise Aussagen in ganzen Sätzen – herstellen: „Die Entstehungsursache für ... liegt in der Struktur ..." usw. Oder auch mit dem Rastertest, nämlich indem man die vier Kategorien benennt. Eine vereinfachende Alternative zu diesem *verbalen* Testen ist jedoch, diesen immer wiederkehrenden Untersuchungsschritt körperlich zu „formatieren", das heißt, im Körpersystem eine definierte Untersuchungsschablone zu verankern. Solche „Ankerungen" sind besonders aus dem NLP (Neurolinguistisches Programmieren) bekannt, wo Körperzonen mit Vorstellungen und Assoziationen verknüpft werden, deren Berührung die jeweilige Vorstellung oder Assoziation wachruft.

In der Kinesiologie hat sich diesbezüglich eine Übertragung von *Mudras* (= energetisch wirksame Fingerhaltungen) auf die Ursachenkategorien entwickelt, die „Modi“ genannt werden: Definitionsgemäß steht der Zeigefinger für die Ursachenkategorie *Struktur*, der Mittelfinger für die (Körper-) *Funktion*, der Ringfinger für die *Psychosomatik* und der Kleinfinger für die *Energetik*. (In der Kinesiologie gibt es noch viele weitere solcher Mudras mit unterschiedlichster Belegung; wer sich dafür näher interessiert, findet Informationen dazu in der kinesiologischen Literatur.)

Zunächst einmal müssen Sie – als Aufforderung an das vegetative Nervensystem im idiomotorischen Programm – formulieren, welcher Gesundheitsstörung Sie durch diese Untersuchung auf die Spur kommen wollen. Eine entsprechende Vorgabe könnte lauten:

„Wir suchen die Ursachen für die Kopfschmerzen (den Schwindel, den Juckreiz der Haut, die Gelenkschmerzen usw.) – der Arm gibt in der gestörten Modalität (oder Kategorie) nach.“

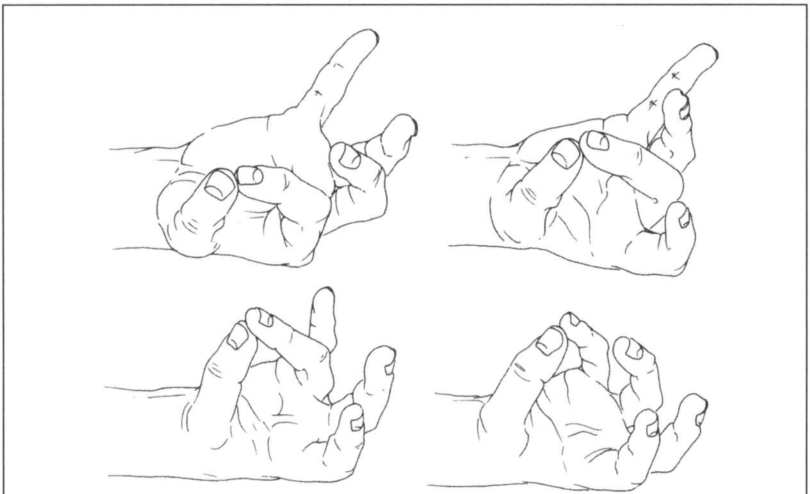

Die vier Fingerhaltungen

Durch Berühren der jeweiligen Fingerkuppe mit dem Daumen wird der Fokus auf diese Kategorie gelenkt; *der Muskel gibt nach, wenn dort eine ursächliche, krank machende Störung liegt.* Wenn der Muskel hält, folgt daraus, dass diese „Schublade" nichts mit den Beschwerden zu tun hat.

Das bedeutet:

- Nachgeben des Testmuskels bei Kontakt Daumen–Zeigefinger verweist auf eine ursächliche Störung in der Struktur / Mechanik des Körpers.
- Nachgeben des Testmuskels bei Kontakt Daumen–Mittelfinger verweist auf eine ursächliche Störung im Bereich Funktion / Biochemie / Stoffwechsel des Körpers.
- Nachgeben des Testmuskels bei Kontakt Daumen–Ringfinger verweist auf eine Ursache im Bereich der psychosomatischen Zusammenhänge / des Seelisch-Geistigen / des Psychisch-Emotionalen.
- Nachgeben des Testmuskels bei Kontakt Daumen–Kleinfinger verweist auf einen ursächlichen Einfluss aus der Energetik / Körperelektrik.

Wenn wir nun zu den Ursachenkategorien im Einzelnen kommen, möchte ich Sie bitten, weder in der Darstellung der Arbeitsweise noch in den Praxisbeispielen „Rezepte" zu erwarten. Zwar wären meine Beispiele aus der Praxis blutleer, wenn ich jegliche konkrete Benennung von Therapiemitteln vermeiden würde; doch es kommt bei der Anwendung des Tests nicht darauf an, meine Einzelerfahrungen zu übernehmen, sondern das „Wie" kennenzulernen. Konkrete Aussagen über einzelne Therapiemittel geben der Darstellung Farbe, entscheidend aber ist die Kontur der Systematik. Den besonderen Wert des Muskeltests sehe ich gerade darin, dass er an keine Therapieform gebunden ist, sondern frei macht von gängigen Schemata und dadurch kompatibel wird mit unterschiedlichsten Vorkenntnissen und Behandlungskonzepten. Dadurch lässt sich Neues entdecken, lässt sich der Blick auf die Möglichkeiten weiten.

Beispiel: Zur Entgiftung von Amalgam gibt es diverse Lehr- und Privatmeinungen – bei Interesse steht es Ihnen frei, sich in diese Materie zu vertiefen, Informationen und Alternativen zu sammeln und dann den Muskeltest auswählen zu lassen. Möglicherweise finden Sie so noch weit bessere Behandlungsansätze heraus, als bislang bekannt sind. Betrachten Sie die „Rezeptfreiheit“ meiner Darstellung als Einladung, mit Ihrem Test und Ihren daraus resultierenden Erfahrungen das Spektrum der Heilkunde zu bereichern!

Nun also Genaueres zu den vier Ursachenkategorien.

Struktur

Als *Ursachen* für Krankheiten kommen strukturelle Einflüsse nicht so häufig vor, wie man auf den ersten Blick annehmen könnte – sie sind eher die *Folge* tiefer liegender Wurzeln. Zu den echten strukturellen Ursachen gehören beispielsweise Fehlbildungen von Organen, Verletzungen, Fremdkörper, mechanische Fehlbelastung und genetische Veranlagung (im Sinne einer Störung in der Struktur der DNS).

Gerade im Bereich der strukturellen Ursachen bestehen oft Missverständnisse hinsichtlich Ursache und Wirkung. Natürlich sind degenerative Veränderungen an Gelenken und Wirbelsäule von Schmerzen und Bewegungseinschränkung begleitet, sodass die Testaussage „Ursache für die Rückenschmerzen = *strukturell* aufgrund von Degeneration“ zunächst stimmig erscheint. Die dort ansetzende Therapie dürfte jedoch auf halbem Wege stehen bleiben, wenn die Ursachen, die der Degeneration zugrunde liegen, dabei übergangen werden: Fehlhaltung, emotionale Spannungen, stete Irritation des neuromuskulären Systems durch Störfelder und anderes.

Degeneration ist bekanntermaßen immer das letzte Glied in einer Entwicklungskette (etwa bei Arthrose, Osteochondrose, Leberzirrhose, Lungenemphysem usw.), dem eine Menge schädigender Einflüsse (= Ursachen) vorausgehen. Selbst solche „Endzustände“ sind nicht immer so endgültig, wie es schulmedizinisch scheint, sodass auch bei bereits strukturell manifestierten Veränderungen über die unumgängliche Symptomlinderung hinaus ein Ansatz auf der Ursachenebene lohnt. (So weiß man ja inzwischen sogar von Raucherlungen, dass sich das Gewebe durchaus nach Tabakabstinenz erholen kann.)

Zur Linderung struktureller Folgezustände bietet sich in der Praxis an, mithilfe des *Rastertests* nach den bestmöglichen Behandlungen zu forschen. Hier folgen drei Beispiele, die deutlich machen, was das Testergebnis „strukturelle Ursache" bedeuten kann.

Gestörte Wundheilung

Bei einer Patientin wollte nach einer Brustamputation wegen eines Karzinoms die Wunde nicht heilen; weder die konventionellen Therapien brachten Besserung, noch reagierte sie auf unsere sonst sehr wirksame Farblichtbestrahlung. Ich bot der Patientin den Muskeltest an und fand zu meinem Erstaunen über die Modalitäten eine strukturelle Ursache. Die verbale Fortsetzung des Tests ließ auf einen Fremdkörper schließen. Ich eröffnete die Wunde – und fand in der Tiefe einen vergessenen Tupfer! Nachdem ich ihn entfernt hatte, heilte die Wunde innerhalb von Tagen zu.

* * *

Brustschmerzen

Petra G. suchte mich auf, weil sie unter zeitweiligen unerträglichen reißenden Schmerzen in der Brustwand litt. Sie berichtete, dass dies kurz nach einer Operation begonnen habe, bei der eine Zwerchfellhernie geschlossen worden war. Alle klinischen Untersuchungen waren in Ordnung, ihr Hausarzt hielt die Schmerzen für Narbenbeschwerden. Die Schmerzen steigerten sich im Laufe des Tages, verschlimmerten sich beim Einatmen erheblich, besserten sich bei flacher Atmung oder wenn sie mit der Hand gegen die schmerzende Stelle drückte. Frau G. konnte nur noch auf dem Bauch liegend schlafen.

Bei meiner ersten körperlichen Untersuchung fand ich nichts Auffälliges. Der Test ergab eine strukturelle Ursache, die dialogische Klärung schloss Verwachsungen, Narbenbeschwerden und einen erneuten Zwerchfellbruch aus. Weitere Ideen hatte ich zunächst nicht und etwas, an das man nicht denkt, kann man nicht testen.

Ich bat Frau G., bei akuten Schmerzen einfach mal spontan in die Praxis zu kommen. So kam sie eines Tages und deutete auf einen umschriebenen Bezirk der Bauchdecke im Oberbauch. Zu meinem Erstaunen fand ich dort ein Phänomen, das ich nur aus Lehrbüchern kannte, und zwar bei einer äußerst gefährlichen Infektion, dem Gasbrand: Die Muskeln waren aufgetrieben und knisterten auf leichten Druck! Es musste Luft im Muskel vorhanden sein; die Frage war nur: Wie kam sie dort hin? Demnach stimmte der Hinweis des Muskeltests auf eine strukturelle Ursache, nur – wie hing das alles zusammen? Das Symptom und das Testergebnis ermutigten mich, die Patientin zu einem erneuten Besuch in der thoraxchirurgischen Abteilung zu überreden, wo man sie bereits zweimal abgewiesen hatte. Sie ging also, wie bei mir, mit akuten Schmerzen dorthin, sodass sie den Ärzten auch das Knistern (Haut- oder Muskelemphysem) demonstrieren konnte, und schließlich glaubte man ihr. Aufwendige Untersuchungen ließen vermuten, dass bei der Operation ein kleiner Riss im Lungengewebe entstanden war, durch den unter ungünstigen Bedingungen etwas Luft in die Brustwand entweichen konnte. Damit hatten die Schmerzen eine Erklärung gefunden. Die nur geringe Menge Luft konnte offensichtlich im Laufe einiger Stunden resorbiert werden, sodass dann die Beschwerden nachließen.

Eine korrigierende Nachoperation war riskant und nicht unbedingt Erfolg versprechend. Man riet Frau G. zunächst, Atmung und Haltung diesem Problem anzupassen, und verordnete eine eng anliegende Leibbinde als Gegendruck. Im Laufe einiger Wochen dürfte sich – nach klinischer Beobachtung und nach Test – das kleine „Leck“ spontan geschlossen haben; zumindest ist Petra G. seitdem auch ohne Vorsichtsmaßnahmen beschwerdefrei.

* * *

Surrogattest bei einem Hund

Ein älterer Hund verweigerte die Nahrungsaufnahme. Untersuchungen beim Tierarzt brachten keine hilfreiche Erklärung, sodass man von Altersschwäche ausging und erwog, das Tier einzuschläfern. Aber wie das bei tierischen „Hausfreunden“ so ist: Man hängt an ihnen. Und so unternahm die Besitzerin einen letzten Versuch mithilfe des Muskeltests.

Der Surrogattest wies auf eine strukturelle Ursache der Nahrungsverweigerung hin. Der anschließende Dialogtest grenzte den Bereich ein, in dem die Störung liegen sollte: im Rachenraum. Mit dieser Information ließ sie den Tierarzt noch einmal nachschauen: Eine tiefe Inspektion des Rachens förderte einen Knochensplitter zutage. Nach dessen Entfernung holte der Hund kräftig mit Fressen auf und lebte noch drei Jahre.

Funktion

Die Kategorie „Funktion“ als Bereich von Krankheitsursachen zeigt an, dass fließende, grundsätzlich veränderliche Zustände betroffen sind. („Struktur“ hingegen ist eher fixiert, statisch.) Hierher gehören Ernährung, Genussgifte, Mangelzustände, Umwelttoxine und andere Schadstoffe, Infekte und ihre Stoffwechselwirkungen, Medikamente, medizinische Werkstoffe, Impfungen und Ähnliches.

Die weitaus häufigsten funktionellen Abläufe des Organismus finden wir auf zellulärer Ebene, in seiner Biochemie. Dass sie leicht zu beeinflussen sind, drückt sich schon darin aus, dass die überwiegende Zahl von therapeutischen Eingriffen – seien sie konventionell oder komplementär – genau dort interveniert: durch die Gabe von Arzneien. Was auf der einen Seite heilungsfördernd genutzt wird, zeigt seine umgekehrte Entsprechung in der Verwundbarkeit des Organismus durch die Zufuhr schädigender Stoffen. Bei der Fülle chemischer Einflüsse aus Umwelt, Medizin, Ernährung, Genussgiften und vielem anderen liegt es auf der Hand, dass die meisten Krankheiten – zumindest anteilig – Ursachen in (bio-) chemischen Prozessen aufweisen. Und demzufolge ist in diesem Bereich bei fast allen Krankheiten auch eine entsprechende Behandlung erforderlich.

Therapeutisch setzen an dieser Stelle viele ausleitende und entgiftende Maßnahmen an, von Heilfasten und Mayr-Kuren über Schröpfen, Ölziehkuren, Säure-Basen-Regulation und Ayurveda bis hin zu Darmsanierungen und Anregung der Ausscheidungsorgane durch pflanzliche oder homöopathische Mittel. Der Muskeltest (Rastertest) hilft, hier individuell die optimalen Wege zu wählen beziehungsweise die geeigneten Mittel zu finden, und bei einer Vielzahl von Erkrankungen wirken Ernährungsumstellung oder Ausleitungsverfahren geradezu Wunder.

Ernährungsumstellung

Einer älteren Patientin, die schon seit Jahrzehnten unter Rheuma litt, hatten derartige allgemeine Ausleitungen und vor allem eine Umstellung ihrer Ernährung auf überwiegende pflanzliche Rohkost geholfen, ohne klassische Rheumamedikamente gut zurechtzukommen. Einmal suchte sie mich in der Praxis auf, nicht wegen rheumatischer Beschwerden, sondern weil sie sich seit Wochen kraftlos und hinfällig fühlte. Der Muskeltest wies auf funktionelle Ursachen hin, die verbale Differenzierung auf die Ernährung. Per Rastertest (Vorgabe: Was derzeit in der Ernährung relevant ist) stellte sich heraus, dass der Körper geradezu nach Fleisch verlangte – Hühnersuppe, Lammfleisch und Rind ließen den Arm stark einrasten, bei rohem Gemüse und Obst gab er wider Erwarten nach!

Das machte die Patientin skeptisch, weil ja gerade das entgegengesetzte Ernährungsverhalten ihr Rheuma deutlich gelindert hatte. Aber sie vertraute dem Test und entschloss sich dazu, es zumindest auszuprobieren. Zwei Wochen später kam sie „aufgeblüht" in die Praxis, sie fühlte sich kraftvoller, lebendiger – und auch ihr Rheuma hatte sich nicht verschlimmert.

Vielen Patienten wird durch Ernährungsumstellung oder eine „Generalreinigung" wirkungsvoll und anhaltend geholfen. Doch manchmal greifen solche Maßnahmen nicht tief genug, weil die Störung durch eine sehr spezifische Einwirkung verursacht wurde und aufrechterhalten wird – von einem konkreten Bakterientoxin, einem bestimmten chemischen Schadstoff oder Ähnlichem. Dieser Einwirkung auf die Spur zu kommen und dort therapeutisch anzusetzen, das könnte das Krankheitsgeschehen an genau der richtigen Stelle in eine heilsame Richtung wenden. Wie groß in dieser Hinsicht der Handlungsbedarf ist, wird auch von ganz anderer Seite bestätigt – ich zitiere aus einer Ankündigung des Fernsehsenders ARTE zu dem Dokumentarfilm *Unser tägliches Gift* von Marie-Monique Robin, ausgestrahlt 15.3.2011:

„Seit 30 Jahren ist eine ständige Zunahme von Krebserkrankungen, neurodegenerativen Erkrankungen wie Parkinson und Alzheimer, Immunschwächekrankheiten sowie Diabetes und Fortpflanzungsstörungen zu beobachten. Wie lässt sich diese beunruhigende Situation erklären, die sich vor allem in den sogenannten entwickelten Ländern feststellen lässt? Um dieser Frage auf den Grund zu gehen, recherchierte Filmemacherin Marie-Monique Robin zwei Jahre lang in Nordamerika, Asien und Europa.

Zahlreiche wissenschaftliche Studien verdeutlichen – und das bestätigen auch die Aussagen von Vertretern der entsprechenden Zulassungsbehörden für Lebensmittel in den USA und Europa: Die Hauptursache ist in der Umwelt und in der Ernährung des Menschen zu suchen.

Der Dokumentarfilm beleuchtet, unter welchen Bedingungen Lebensmittel produziert, verarbeitet und konsumiert werden, und zwar vom Feld bis auf den Teller, von den verwendeten Pestiziden bis hin zu Zusatzstoffen und Kunststoffen, mit denen die Lebensmittel in Berührung kommen. Am Beispiel von verschiedenen Pestiziden, vom Süßstoff Aspartam und von der in vielen Verpackungen enthaltenen Substanz Bisphenol A wird deutlich, wie mangelhaft und ungeeignet die Bewertungs- und Zulassungsverfahren für chemische Lebensmittelzusätze sind. Der Dokumentarfilm zeigt außerdem, mit welchen Mitteln die Industrie Druck ausübt und manipuliert, um weiterhin hochgiftige Produkte vermarkten zu können ...“

Zweifellos wäre es vordringlich, solche potenziellen Gifte ganz aus unserer Umwelt zu verbannen. Aber es ist unrealistisch, dass das in absehbarer Zeit geschieht beziehungsweise überhaupt jemals noch möglich ist. Da viele chemische Substanzen schwer abbaubar sind, werden sie den Erdstoffwechsel langfristig belasten; und ein Weg, sie innerhalb des menschlichen Organismus unschädlich zu machen, ist noch nicht gefunden worden.

Oder doch? – Vielleicht liegt für einige oder auch für viele Kranke eine Chance in einem spezifischen energetischen „Gegenmittel“, den Nosoden.

Sehr speziell: Nosoden

Nosoden sind hochspezifische Arzneien, die dem homöopathischen Prinzip entsprechen. Ihre Anwendung möchte ich allerdings nur bei entsprechenden Grundlagenkenntnissen empfehlen – man sollte schon einiges zu homöopathischen Reaktionen wissen. Außerdem unterliegt das Angebot dieser Mittel auf dem pharmazeutischen Markt ständigen Veränderungen, sodass es recht zeitintensiv ist, dabei immer auf dem Laufenden zu bleiben. Dennoch lohnt es sich, hier einen Blick auf dieses Therapiemittel zu werfen – entweder um bei sich selbst vielleicht den Wunsch zu entdecken, sich näher damit auseinanderzusetzen, oder um gegebenenfalls nach geeigneter kollegialer Kooperation Ausschau zu halten. Was also sind Nosoden?

Die Bezeichnung „Nosode“ leitet sich von dem griechischen Wort „nósos“ für Krankheit ab. Ursprünglich galt dieser Begriff für homöopathisch aufbereitete Arzneimittel, die aus körpereigenem Material wie kranken Zellen, Körperflüssigkeiten und Geweben oder aus Krankheitserregern gewonnen wurden. Durch Aufbereitung in Form von Verdünnung und Verschüttelung sollen die ursprünglich pathogenen Anteile dieser Ausgangssubstanzen unschädlich werden, zugleich aber das Immunsystem zur Selbstheilung anregen.

Wie gesagt, ursprünglich meinte dieser Begriff nur Therapiemittel aus organischem Material. Wenn man den Begriff Nosode in dem Sinne versteht, dass krankes oder krank machendes Material zu Heilungszwecken homöopathisch potenziert wird, dann lässt er sich analog erweitern auf Bereiche, die ursprünglich nicht zu den Nosoden gerechnet wurden, nämlich auf die potenzierende Aufbereitung weiterer pathogener Stoffe wie etwa nichtorganische Toxine; dann kommen zu den Nosoden Mittel hinzu mit Bezeichnungen wie „Thallium D6“, „Silberamalgam D200“ oder „Formaldehyd D30“.

Im Unterschied zur klassischen Homöopathie geht es beim Einsatz der Nosoden *nicht* um ein „Simile“, also um Entsprechungen der Symptome, die in einer Anamnese erhoben werden und schließlich zu einem „Arzneimittelbild“ führen, das zwar mit den Beschwerden des Kranken in Resonanz geht, aber ursächlich *nichts* mit der Entstehung der Krankheit zu tun hat. Wer bei einem akuten Infekt Aconitum D12 erhält, bekämpft damit ja ebenso wenig eine Vergiftung mit Eisenhut, wie bei der alternativen Gabe von Belladonna D6 eine versehentliche Einnahme von Tollkirschen behandelt wird. Homöopathie basiert vielmehr auf dem Einsatz von Mitteln, die ein „So-wie“-Erscheinungsbild zeigen. Deshalb ist es auch die große Kunst, durch gute Anamnese und Erkennen des Patienten in seinen Beschwerden das optimale Mittel zu finden.

Anders bei den Nosoden. Natürlich legen auch da die genaue Anamnese und die therapeutische Erfahrung das eine oder andere Mittel schon einmal nahe. Aber hier ist ein anderes Herangehen als die Suche nach Entsprechungen sinnvoll, weil wir ja nicht nur das passende Therapiemittel finden wollen, sondern auch weitergehende Hinweise zu Krankheitsentstehung und eventuell nötigen Konsequenzen; so sollte zum Beispiel bei einer Belastung mit Amalgam nicht nur eine Schadstoffausleitung erfolgen, sondern es wird möglicherweise eine Zahnsanierung erforderlich.

Hier kommt, wie zu erwarten, der Muskeltest zum Einsatz: Mit seiner Unterstützung suchen wir aus einer Vielzahl von Nosoden diejenige(n) heraus, auf die er anspricht. Damit wird der Test zum Wegweiser im unüberschaubaren Dschungel von Toxinen, Impfstoffen, Giften von Krankheitserregern usw., die durch ihre potenzierte Aufbereitung zum idealen Therapeutikum werden, weil sie den Organismus hochspezifisch anregen.

Praktisch heißt das, wieder auf den Rastertest zurückzugreifen und ihn auf den Umgang mit entsprechenden Testkästen, die solche Nosoden enthalten, anzuwenden:

Rastertest für Nosoden

- Schritt 1: Vorgabe des geeigneten Suchkriteriums (wie etwa: Arm bleibt gehalten bei den Mitteln, die für den Heilungsprozess relevant – oder erforderlich – sind)
- Schritt 2: Die einzelnen Sektoren des Testkastens vom Patienten mit der Handfläche (sozusagen als „Scanner") berühren lassen und jeweils den Arm testen. In dem Sektor, wo er stark bleibt, findet sich etwas, was der Selektionsvorgabe entspricht.
- Schritt 3: Aus dem auf diese Weise ausgewählten Sektor werden nacheinander alle Mittel einzeln in die Hand gegeben und der Testvorgang wird jeweils wiederholt.

Wie kann man sich nun gegebenenfalls geeignete Testsätze beschaffen? Während zu der Zeit, als ich Ende der 1980er-Jahre mit der ursachenorientierten Heilkunde begann, erst wenige Angebote auf dem Markt waren, kann man heute solche Nosoden- bzw. Toxin-Testkästen mit unterschiedlichen Schwerpunkten von verschiedenen Herstellern als ganzen Satz erwerben. Wer sich in diese Materie vertiefen möchte, findet im Internet entsprechende Hinweise. Einiges wird direkt für den kinesiologischen Test angeboten, anderes findet man eher bei Arbeitsmaterialien der Bioresonanz, der Elektroakupunktur nach Voll und ähnlichen Methoden. Paradoxerweise – das sei nebenbei gesagt – verschwinden vom Pharmamarkt aber auch immer mehr dieser hilfreichen Nosoden – aufgrund fragwürdiger Zulassungsbestimmungen. Schon die oft erforderliche Detektivarbeit zum Beschaffen der Mittel setzt ein ernsthaftes Interesse voraus, sich auf diesen fruchtbaren Bereich der Nosodentherapie einzulassen und ständig *up to date* zu bleiben.

Nosoden erscheinen mir deshalb als so sinnvolle und potente Therapiemittel, weil durch ihre Gabe offenbar an eine alte, real erfolgte Schädigung des Körpersystems erinnert und – kriminalistisch gesprochen – der Fall noch einmal von Beginn an „aufgerollt" wird. Mit diesem hoch spezifischen Impuls zur Korrektur wird der Organismus, der sich zuvor über lange Zeit mit der Störung „arrangiert“ hatte (in Gestalt eines Symptoms), zur Heilungsarbeit aktiviert. Die Wörter „Arbeit“ und „Aktivierung“ lassen schon vermuten, dass dabei etwas in Gang gesetzt wird, was für den Kranken spürbar sein kann. Sogenannte Erstverschlimmerungen sind dabei nicht auszuschließen, müssen jedoch nicht zwangsläufig auftreten.

Gerade weil durch die Nosoden etwas „in Gang kommt“, darf die Nosode therapeutisch nicht allein stehen (von wenigen Ausnahmen abgesehen, falls der Muskeltest das signalisiert): Die entgiftenden Gewebe und Organe werden durch den Korrekturanstoß der Nosode manchmal erheblich belastet und benötigen daher Unterstützung. Hierzu gehören allgemein ausleitende Maßnahmen, wie sie oben schon angesprochen wurden. Bewährt haben sich insbesondere organspezifisch wirksame Arzneien aus der Phytotherapie oder auch niedrig potenzierte homöopathische Komplexmittel. Hierzu ein praktischer Tipp:

Tipp: Testkasten „Marke Eigenbau“

Es gibt von vielen Firmen ganze Testsätze mit diversen Komplexmitteln oder Phytopharmaka. Anstatt nun bei der gezielten Suche nach Ausleitungshilfen einen im Handel erhältlichen Testkasten nach dem anderen mit ihren jeweils zahlreichen Mitteln für vielerlei Indikationen durchzugehen, habe ich mir einen eigenen Testkasten zusammengestellt. Ich habe von mehreren kommerziellen Testkästen jeweils die Mittel herausgenommen, die Leber, Niere, Lymphsystem und Darm unterstützen, und habe diese in meinen Testkasten „Marke Eigenbau“ integriert.

Eine meiner Kursleiterinnen hatte daraufhin die noch bessere Idee, in einem solchen Kasten verschiedene Mittel unter dem Aspekt unterschiedlicher Aufbereitungsformen zusammenzustellen, also: ein Sektor für Urtinkturen, einer für Tees, einer für spagyrische Mittel, ein anderer für potenzierte Mono- oder

Kombipräparate, für Mittel mit oder ohne Alkohol usw. Ich habe ihre Anregung gerne übernommen und dieser Testkasten hat sich in meiner Praxisarbeit mehr als gut bewährt.

Nicht nur die Nosoden können nach ihrer *Darreichungsform*, *Potenz*, nach dem *Intervall der Verabreichung* und der voraussichtlichen *Behandlungsdauer* ausgetestet werden, sondern auch die Begleitmittel und -maßnahmen. Hier kommt der Dialogtest wieder zum Einsatz.

Ein Ursprung von Diabetes

Eine junge Heilpraktikerin wurde innerhalb eines unserer Seminare übungshalber auf den Ursprung ihres insulinpflichtigen Diabetes mellitus untersucht, der sie seit ihrem elften Lebensjahr begleitete. Per Muskeltest ergab sich, dass eine Mumpserkrankung für diese Störung der Insulinproduktion verantwortlich war. Laut Test sollte dies mit der Nosode Parotitis D200 zu behandeln sein. Nachdem das Ergebnis in der Praxis nochmals geprüft und bestätigt worden war, entschloss die Kursteilnehmerin sich zu einer entsprechenden Ausleitung. Zwei Jahre später rief sie mich an, weil sie mir mitteilen wollte, dass sie glückliche Mutter geworden war. Nebenbei erwähnte sie, dass sie schon wenige Wochen nach Therapiebeginn mit der Nosode ihr Insulin stetig reduzieren konnte und dass inzwischen der Diabetes offenbar ausgeheilt sei – ihre Stoffwechsellage reagierte sogar unter der Belastung der Schwangerschaft völlig gesund.

* * *

Anämie

Ein Mann mittleren Alters suchte mich auf, weil er seit etwa zwei Jahren unter einer schweren Anämie litt, deren Ursache nicht geklärt werden konnte. Alle Befunde sprachen für eine Blutbildungsstörung (also nicht für Blutverlust). Die Blutarmut war so ausgeprägt, dass er immer wieder auf Bluttransfusionen angewiesen war. Trotzdem war er so schlecht belastbar, dass er bereits seit mehr als einem Jahr in seinem Beruf als Ingenieur arbeitsunfähig war. Da man eine Autoimmunstörung vermutete, sollte nun versuchsweise eine immunsuppressive Therapie begonnen werden. Bevor er sich dafür entscheiden wollte, bat er um einen alternativen Vorschlag per Muskeltest.

Der Test wies eine ausschließlich funktionelle Ursache nach, der wir mit Nosoden auf die Spur kommen sollten. Über die Testkästen zeigte sich eine ursächliche Belastung mit einem Schmerzmedikament (Novaminsulfon) und einem Antibiotikum (Erythromycin). Laut Test war beides für die Anämie verantwortlich und sollte dementsprechend ausgeleitet werden.

Da ich, wo immer es möglich ist, für einen Stimmigkeitsabgleich plädiere, befragte ich den Patienten näher zu Medikamenteneinnahmen. Er bestätigte nach Rückfrage bei seinem Hausarzt, dass vor gut zwei Jahren ein heftiger Infekt mit genau dieser Kombination behandelt worden war! Innerhalb weniger Wochen der Ausleitungsbehandlung setzte die körpereigene Blutbildung wieder normal ein, sodass keine Transfusionen mehr benötigt wurden. Bald war er wieder arbeitsfähig. Zuletzt hörte ich von ihm, als er bereits acht Jahre lang vollständig gesund gewesen war ...

* * *

Herzrhythmusstörungen

Die 14-jährige Tochter einer ärztlichen Kollegin litt unter schweren Herzrhythmusstörungen. Kardiologisch konnten die Rhythmusstörungen zwar über 1½ Jahre nachgewiesen, aber nicht erklärt werden. Die Ursachenforschung per Muskeltest fand eine Belastung mit einem Impfstoff. Nach spezifischer Ausleitung über vier Wochen traten die Rhythmusstörungen nicht mehr auf.

* * *

Hüftschmerz

Ein relativ plötzlich aufgetretener Hüftschmerz wurde ursächlich auf die Allgemeinwirkung eines Infektes mit Klebsiellen zurückgeführt. Die gezielte Nachanamnese ergab den Hinweis, dass der Patient einige Monate zuvor einen lange andauernden Infekt der Atemwege (wozu Klebsiellen als Erreger passen) durchgemacht hatte, und kurz danach traten die Hüftbeschwerden auf. Nach Behandlung mit Klebsiellen-Nosoden war der Patient innerhalb von drei Wochen wieder frei beweglich.

* * *

Katzenjammer

Zwei unserer Haus- und Hofkatzen litten unter einer plötzlich aufgetretenen Lähmung der Hinterläufe, sie wirkten schwer krank, fraßen nicht und boten rundweg ein Bild des Jammers. Die Tierärztin fand keine unmittelbare Erklärung dafür, meinte aber, alles sehe nach Vergiftung aus, und sie sah wenig Chancen, dass die Katzen das überlebten.

Verzweifelt setzten wir den Muskeltest ein und fanden einen Hinweis auf Thalliumvergiftung. Vermutlich hatten unsere Katzen vergiftete Rattenköder oder die vergifteten Ratten gefressen ... Nach mehrmaliger Gabe der Nosode Thallium D6 ging es mit den Katzen aufwärts und nach gut einer Woche waren die beiden wieder gesund.

Nun mag es ja sein, dass Katzen sieben Leben haben und dass sie die Vergiftung auch *ohne* unser Eingreifen überstanden hätten. Aber bei der jungen Diabetikerin war nach medizinischem Ermessen nicht von einer so späten Spontanheilung auszugehen und ebenso wenig bei dem Patienten mit der Anämie. Bei ihnen und in vielen anderen Fällen gibt es für mich keine andere schlüssige Erklärung, als dass dasjenige, worauf der Muskeltest hinwies, der notwendige heilkräftige Schritt war.

Psychosomatik

Seelische Vorgänge spielen für die Entstehung von Krankheiten und für den Weg der Heilung eine derart entscheidende Rolle, dass ich ihnen ein eigenes Buch gewidmet habe. (*Gesund durch psychologische Kinesiologie*; Näheres dazu auf meiner Internetseite: www.praxis-keding.de/Ausbildung) Darin stelle ich einen Weg zu persönlichem Wachstum dar – im Wechselspiel der „4-Elemente-Spirale" von Denkkultur, Innenwahrnehmung, Kommunikation und Bereitschaft zur Selbstveränderung, begleitet vom „Stress-Release", einem einfachen Neurofeedback-Verfahren zur zerebralen Stabilisierung. Sehr spezifisch kommt dabei der Muskeltest zum Einsatz, wenn es darum geht, psychosomatische Zusammenhänge zunächst einmal überhaupt nachzuweisen, dann aber gegebenenfalls auch mit konkreten emotionalen Reaktionsmustern in Verbindung zu bringen. Für jede psychotherapeutische Praxis ist diese Arbeitsweise eine eindrucksvolle Bereicherung – aber sie ist nicht unbedingt erforderlich, will man erfolgreich auch seelischen Hintergründen in einem Krankheitsgeschehen gerecht werden, wie es möglicherweise in einer Allgemeinpraxis anstehen könnte.

Leider ist Psychosomatik immer noch ein Stiefkind der Medizin. Zwar betonen Fachärzte aus diesem Bereich, dass mindestens zwei Drittel aller Kranken in der Phase der Krankheitsentstehung von psychischen Ursachen betroffen sind, und schon in meinem Studium las ich in dem Buch *Psychosomatische Medizin* von Walter Bräutigam et al. die Hypothese, dass bis zu 99,9 % (!) aller Krankheiten zumindest *anteilig* auch psychische Ursachen haben dürften ... Dem wird aber die klinische Behandlung nicht gerecht; noch immer ist Therapiestandard die medikamentöse Behandlung und nicht die Psychotherapie.

Diese medizinische Handlungsweise rechtfertigt sich teilweise dadurch, dass es so unsicher ist zu beurteilen, inwieweit der psychische Aspekt beim jeweiligen Kranken wirklich relevant ist und über seine Bearbeitung Heilung möglich wird. So fühlt man sich mit dem Griff nach dem Rezeptblock eher auf der sicheren Seite. Ein weiterer Grund liegt vermutlich auch in der längeren Dauer, die im Heilungsprozess erwartet wird, wenn man erst einmal der Psyche auf den Grund gehen muss; und das lässt sich nur schwer vereinbaren mit dem Anspruch von Gesellschaft und Gesundheitssystem, dass die Patienten schnell wieder funktionieren und in den Arbeitsprozess zurückgehen.

Die Frage danach, ob und inwieweit wirklich der Ansatz der Behandlung beim Seelenleben gerechtfertigt ist, lässt sich mit dem Muskeltest in Sekunden beantworten! Und so gehe ich davon aus, dass Sie auch in Ihrer Praxis früher oder später bei so ziemlich jedem Kranken auf diesen Bereich stoßen werden, sobald Sie sich auf die Suche nach der individuellen Ursache begeben. Wenn Ihnen wirklich Heilung am Herzen liegt, dann werden Sie diesem Thema letztlich nicht ausweichen können. Und das ist auch gut so, denn gerade in der Bearbeitung seelischer Probleme liegt eine derartige Kraft zur Gesundung, dass dieses Potenzial nicht brachliegen darf. Selbst wenn

Sie als Zahnarzt Ihren Patienten nur „auf den Zahn fühlen“, werden Sie staunen, wie viel die Psyche bewegt.

Auf den Zahn gefühlt

Ein Zahnarzt erzählte mir von einer Patientin, die an extremer Kälteempfindlichkeit eines Frontzahnes litt. Er konnte die Empfindlichkeit objektivieren, aber sonst am Zahn keine pathologische Veränderung oder eine Erklärung für die Beschwerden finden. Man entschloss sich zum Abwarten und Beobachten, zumal der Muskeltest auf eine emotionale (!) Ursache hinwies. Die Patientin bearbeitete einen Beziehungskonflikt – mit dem Ergebnis, dass der Zahn die Überempfindlichkeit verlor und weiterhin gesund ist.

* * *

Eine ärztliche Kollegin berichtete mir von der Spontanheilung einer Knochenmetastase (Schilddrüsencarcinom) nach kurzzeitiger intensiver psychischer Bearbeitung alter Traumata.

* * *

Eine Heilpraktikerin wurde durch eine einzige Sitzung mit psychologischer Kinesiologie sofort von heftigen mehrwöchigen gynäkologischen Dauerblutungen befreit.

* * *

Das instabile Kniegelenk einer sportlich aktiven Ärztin wurde ebenfalls nach einer einzigen psychotherapeutischen (!) Sitzung wieder schmerzfrei belastbar.

Zugegeben, das sind „Highlights“, nicht unbedingt alltäglich. Aber selbst wenn andere Kranke weit mehr Begleitung brauchen und keineswegs immer spektakuläre Heilungen stattfinden, ermutigen solche Erfahrungen, die Psychosomatik ernst zu nehmen und auch als psychotherapeutischer „Laie“ gegebenenfalls auf die Lebenssituation des Patienten einzugehen, soweit es die eigenen Kompetenzen ermöglichen. Ohne mit Psychotherapeuten und Psychologen konkurrieren zu wollen, werden Ihre ersten Schritte auf diesem Gebiet (dank Lebenserfahrung und Bereitschaft zum einfühlsamen Zuhören, verbunden mit klugen Fragen) den Patienten die Tür dazu öffnen, seelische Anteile der Krankheit überhaupt in Betracht zu ziehen und ihnen eventuell schon mit ein wenig menschlicher Unterstützung auf die Spur zu kommen. Wer sollte Ihnen die Frage an Ihre Patienten verbieten, ob es irgend etwas in ihrem Leben gibt, das sie belastet, das Sorgen bereitet, mit dem sie nicht fertig werden? Oder die Frage nach Stress und Überlastung?

Ein solches Angebot ersetzt keine Psychotherapie, aber eine solche braucht auch nicht jeder Patient, sodass die ausgebildeten Psychotherapeuten frei bleiben für diejenigen, die eine längere fachgerechte Begleitung benötigen. Wie hilfreich schon ein „laienhaftes" Gespräch in der Allgemeinpraxis sein kann, mag das folgende Beispiel zeigen:

Kopfzerbrechen

Eine Patientin mittleren Alters suchte mich auf, weil sie seit sechs Wochen anhaltende Kopfschmerzen hatte. Sie bat um einen Test und es ergab sich ausschließlich eine emotionale Ursache. Sie konnte keinen Zusammenhang erkennen, bis ich die Frage stellte, ob ihr irgend etwas Kopfzerbrechen bereite. Daraufhin erzählte sie von einer alten Dame, die sie regelmäßig donnerstags besuchte und für die sie ein paar Kleinigkeiten erledigte. Seit einiger Zeit waren aber dank eines neuen Ladenschlussgesetzes am Donnerstag die Geschäfte länger geöffnet und ihr Mann hatte den Wunsch, diese Zeit mit ihr zu verbringen, um mal einkaufen oder bummeln zu gehen. Sie konnte nun nicht mehr beiden Menschen gerecht werden.

Im Laufe des Gesprächs von nur 15 Minuten fiel es ihr wie Schuppen von den Augen, dass es für die alte Dame überhaupt keinen Unterschied mache, an welchem Wochentag sie zu ihr gehe. Sie entschied sich für den Montag, fuhr dann nach Hause und konnte nicht recht glauben, dass dieses Thema etwas mit ihren Kopfschmerzen zu tun haben solle. Drei Wochen später rief sie mich an, um mir mitzuteilen, dass die Schmerzen unmittelbar an dem Tag verschwunden waren, als sie der alten Dame ihre Entscheidung (die Verlegung des Besuchstags) mitgeteilt hatte.

War das schon Psychotherapie? – Ich möchte es eher als menschlichen Beistand bezeichnen, wenn jemand zur Seite steht, der die Situation mit Distanz, Einfühlungsvermögen und gesundem Menschenverstand anschaut, während die Betroffenen selbst oft vor lauter Bäumen den Wald nicht sehen.

Natürlich ist nicht jedem derartigen Gespräch eine unmittelbare Erkenntnis vergönnt. Dennoch kann es sich lohnen, auf den psychischen Aspekt einfach nur hinzuweisen, eventuell ein weiterführendes Gespräch zu einem späteren Zeitpunkt oder sogar den Kontakt zu einem Psychotherapeuten anzubieten. Wir sollten den Patienten ruhig zutrauen, dass sie mit Hilfe einer gewissen Sensibilisierung in der Lage sind, den Konfliktpunkt herauszufinden und zu benennen. Wenn wir selbst die ersten Schritte wagen wollen, bietet es sich an, die Sprache des Körpers ein wenig zu deuten und sozusagen spielerisch (als Metapher) aufzugreifen: „Wovon haben Sie möglicherweise die Nase voll? Was liegt Ihnen im Magen? Welche Angst sitzt Ihnen im Nacken? Was juckt Sie? …“ Vielfältige und umfassende Anregungen zu dieser Sprache der Seele habe ich in dem Buch *Krankheit als Symbol* von Dr. Rüdiger Dahlke gefunden (München 1996); sicher gibt es inzwischen noch eine Menge mehr Literatur dazu.

Manchmal allerdings liegt die Lösung nicht gleich auf der Hand:

Handlungsunfähig

So erging es mir mit Gerlinde W., die wegen einer innerhalb von Stunden aufgetretenen akuten Arthritis des linken Handgelenks zu mir kam. Ich kannte sie schon lange. Sie war psychologisch ambitioniert und ich wusste, dass sie ihren Körper und Krankheitssymptome als Signal für psychische Konflikte ansah und ihnen sinnhaftes Geschehen zuordnete. Das Gelenk war heiß, rot und geschwollen.

Der Test ergab – entgegen meinen Erwartungen – ausschließlich eine emotionale Ursache. Die direkte Frage, ob sie eine Erklärung habe, verneinte sie. Auch Wortspiele wie handlungsunfähig sein, Hand anlegen und dergleichen halfen nicht weiter. Sie verabschiedete sich etwas zögernd und versprach, sich am nächsten Tag zu melden.

Ihr Anruf kam zur vereinbarten Zeit. Die Beschwerden waren gegangen, wie sie gekommen waren. Dazwischen hatte sie jedoch eine Erkenntnis gehabt und musste „handeln“:

Die Schmerzen hatten begonnen, als sie am Computer widerwillig eine Passage für ihren Chef schrieb, von der auch sie betroffen war und mit der sie sich nicht einverstanden fühlte. Die zunehmenden Schmerzen verhinderten, dass sie das Schriftstück fertigstellte. Da sie auch nach dem Besuch in meiner Praxis nicht in der Lage war zu schreiben, überdachte sie noch einmal den Zeitpunkt des Auftretens und ihre damit verbundenen Gefühle. Sie beschloss für sich, dass sie die Formulierung des Chefs nicht übernehmen werde, und machte einen konstruktiven Gegenvorschlag. Erstaunlicherweise war sie in der Lage, wenn auch mit Schmerzen, diese Änderung zu tippen. Sie hatte den Eindruck, dass das Gelenk weniger schmerzte, hielt das aber eher für Einbildung. Als sie dann die Änderung ihrem Chef konkret vorgelegt hatte und beide übereingekommen waren, dass ihr Vorschlag für alle Seiten vertretbar war, konnte sie die Hand noch besser bewegen. Am nächsten Morgen waren die Schmerzen so gut wie verschwunden.

Die Erklärung dieser (logischen) Körperreaktionen überlasse ich gerne Ihnen, den Lesern.

Sie sehen, dass es manchmal nur eines kleinen Anstoßes bedarf, um auch dem emotionalen Konflikt hinter körperlichen Beschwerden gerecht zu werden. Wenn man aber gar nicht hinsieht, wenn man dieses Zusammenspiel nicht für möglich hält, dann landet man beim Kampf gegen das Symptom, anstatt seine Botschaft zu entschlüsseln.

Knieschmerzen

Eine junge Frau in meinem Freundeskreis bekam im Laufe eines einzigen Tages extrem starke Schmerzen im rechten Knie, sodass sie kaum auftreten konnte. Mehr spielerisch kamen wir in einer kleinen Gruppe darüber ins Gespräch, ob das wohl „etwas zu sagen“ haben könnte. Als wir lauter Assoziationen in den Raum warfen (Vor etwas die Knie beugen? Nicht vorwärtskommen? Einen Schritt nicht tun können oder wollen? ...), sprach sie auf einmal von einem „Schritt“, der ihr am Herzen lag, den sie sich aber nicht zu gehen traute: Es ging darum, auf jemanden versöhnlich zuzugehen, der jedoch recht weit entfernt wohnte. Sie fasste sich nach dem Gespräch ein Herz und entschloss sich, diese Person zu besuchen. Danach meinte sie, dass die Knieschmerzen etwas weniger wurden. Als sie Stunden später die Fahrkarte gekauft hatte, ging sie auf dem Rückweg vom Bahnhof bereits beschwerdefrei.

Derartige Sofortreaktionen mögen wohl eher Ausnahmen bleiben; insbesondere dann, wenn der Organismus mit *chronischen* Symptomen oder schwerer Allgemeinerkrankung aufwartet, liegen in der

Regel komplexere Lebenskonflikte zugrunde. Aber auch hier sollten wir uns nicht scheuen, die Hinweise des Körpers aufzugreifen und weitere Schritte einzuleiten, sei es als allgemeine Vertrauensperson für den Patienten, sei es durch Weiterleiten an fachkompetente Therapeuten (bei Verdacht auf gravierendere Konflikte oder Traumatisierungen). Ein gesundes Verantwortungsbewusstsein sollte uns dabei auf der anderen Seite vor der Falle bewahren, einen kranken Menschen ungebeten mit aufgedrängten Deutungen zu „beglücken".

Wir können also durchaus auch im allgemeintherapeutischen Kontext psychologische Hilfestellung anbieten, nicht nur durch Gespräche, sondern auch durch begleitende Heilmittel. Eine solche sinnvolle, spezifische Unterstützung bieten meines Erachtens besonders die *Bach-Blütenessenzen.*

Brücken bauen mit Bach-Blüten

Die Bach-Blütenessenzen sind benannt nach dem englischen Arzt Dr. Edward Bach, der in den 1930er-Jahren die Wirkung von 38 Blütenpflanzen (in bestimmter Aufbereitung) auf verschiedene Seelenzustände entdeckte. Wie die Homöopathie, so wirken auch sie nicht durch chemische Intervention, sondern sie stoßen durch ihre spezifischen *Informationen* Prozesse an, lösen Resonanz aus. Im Gegensatz zu den zuvor beschriebenen, mehr körperlich wirkenden Nosoden repräsentieren die Bach-Blüten psychische, emotionale Zustände des Menschen und erreichen körperliche Symptome nur sekundär.

Wie die Nosoden lassen sich auch die Bach-Blütenessenzen sowohl diagnostisch wie therapeutisch nutzen. Gehen wir davon aus, dass es sich bei der Hypothese einer solchen „Informationsmedizin" um einen Impuls zur Korrektur aus eigener Kraft handelt, so ist dies auch theoretisch einleuchtend. In diesem Sinne lässt sich die Information der Bach-Blüten sozusagen als Spiegelbild der Seele betrachten: Im Spiegel erkennen wir, was bei uns „nicht stimmt", und wir sind in der Lage, es zu korrigieren, sei es ein schwarzer Fleck auf der

Nase, eine widerspenstige Haarsträhne oder etwa eine ungelöste Konfliktsituation.

Dementsprechend können wir die Bach-Blütenessenzen unterstützend einsetzen, um einen Zugang zum eigentlichen Thema zu finden und gegebenenfalls ins Gespräch zu kommen. Häufig erscheinen Verstrickungen und Probleme des Alltags sehr komplex und undurchschaubar, der „rote Faden" beziehungsweise der geeignete Ansatzpunkt oder das übergeordnete Thema fehlen. Durch das *Austesten* der Bach-Blüten – also ohne sie bewusst und gezielt auszuwählen, sondern indem sie per Muskeltest ausgesucht werden – zeigt sich die aktuelle seelische Resonanz. (Hier kommen wieder Raster und Testkästen zum Einsatz.) So kann es sein, dass wir erst durch die Information einer Essenz auf den Grundkonflikt aufmerksam gemacht werden, sozusagen die Tür zur passenden Erkenntnis öffnen, die dem bloßen Nachdenken bislang noch verschlossen war.

Wenn man Bach-Blüten als Spiegelbilder psychischer Zustände versteht, helfen sie zum einen, der zugrunde liegenden Störung auf die Spur zu kommen, zum anderen können wir sie natürlich zur begleitenden Einnahme empfehlen. Ich habe durchweg die Erfahrung gemacht, dass für eine grundlegende Verarbeitung von Prozessen die *bewusste* Mitarbeit des Betroffenen unverzichtbar ist, also die Einnahme eines Mittels niemals den eigenen willentlichen Anteil ersetzen kann. Dabei dürfte ein wenig unterstützender Seelenbalsam nicht schaden ...

Energetik

In diese Ursachenkategorie gehören Beeinträchtigungen des körperelektrischen Systems durch Einwirkung *von außen* (Strahlung, Elektrosmog, erdgebundene Störzonen) wie auch Störungen innerhalb des Leitsystems *im Körper* (Störfelder wie Narben, Zahnherde).

Jahrelange Kopfschmerzen

Jörg war zwölf Jahre alt, als er zum ersten Mal in meine Praxis kam. Neun Jahre hatte er mit täglichen starken Kopfschmerzen gelebt, hatte eine Odyssee durch die gesamte Medizin hinter sich. Eine einzige Sitzung mit dem analytischen Muskeltest beendete diesen Leidensweg ein für allemal. Durch den Test wurde eine Narbe am Unterbauch als verantwortliches Störfeld nachgewiesen. Nach der (mehrmaligen) Entstörung mit Farblicht-Therapie wurde Jörg anhaltend beschwerdefrei.

* * *

Ekzem

Ein Mann hatte wegen eines sich ständig verschlimmernden Gesichtsekzems bereits 25 (!) Ärzte, Heilpraktiker und Geistheiler aufgesucht, ohne durchgreifende Linderung zu erfahren. Eine Hautärztin untersuchte ihn per Muskeltest und fand, dass er zu Hause starken elektromagnetischen Feldern ausgesetzt war. Nach einer einfachen Sanierung seiner Schlafumgebung heilte das Ekzem innerhalb von zwei Wochen vollständig ab.

In diesem Kapitel wenden wir uns einem Komplex von Krankheitsursachen zu, bei denen ich zwei ganz wesentliche Aspekte vorab nennen möchte:

– Es handelt sich um einen Bereich, in dem durch zum Teil einfachste Maßnahmen erstaunlichste therapeutische Sofortreaktionen möglich sind.

- Es dürfte der von der konventionellen Medizin vielleicht am stärksten diskutierte und möglicherweise umstrittenste Teil meiner Darstellungen sein. (Gerade deshalb braucht man die Ermutigung durch die erwähnten erstaunlichen Heilungserfolge!)

Dass die sogenannten „energetischen" Aspekte unseres Lebens beziehungsweise von Gesundheit und Krankheit umstritten sind, verwundert nicht sonderlich. Immerhin handelt es sich um recht junge Phänomene – oder besser gesagt: um erst in neuerer Zeit beobachtete Phänomene. Das gilt sowohl für interne Störfelder, die erst durch Ferdinand Huneke im Zusammenhang mit der von ihm entwickelten Neuraltherapie entdeckt wurden (Narben nach seinem Verfahren zu unterspritzen setzte zumindest sterile Injektionstechniken voraus), wie auch beispielsweise für Elektrosmog – auch er *kann* logischerweise erst ein Phänomen der Neuzeit sein: Es brauchte zunächst ein ausreichend elektrifiziertes Lebensumfeld des Menschen; erst danach konnten dessen Auswirkungen auftreten; dann brauchte man wiederum viel Zeit für Beobachtungen, um Zusammenhänge vermuten zu können; und schließlich waren gezielte Untersuchungen erforderlich, die diese Vermutungen verifizierten (oder widerlegten).

Und so lässt sich zu diesen energetischen Einflüssen und Reaktionen zunächst einmal nur feststellen, dass sie inzwischen durch Tausende von Erfahrungen belegt sind. Was dabei im Einzelnen – zum Beispiel physiologisch – geschieht, werde ich hier sicher nicht erschöpfend klären können. Ich weiß, es gibt Theorien über *Quanten* und *Chi*, aber ich möchte mich darüber nicht in Spekulationen versteigen, sondern lieber beschreiben, wohin uns der Muskeltest geführt hat und wie sich das im Leben von Kranken ausgewirkt hat. Ich überlasse es gern den Forschern und Wissenschaftlern, sich damit grundlegend auseinanderzusetzen, und freue mich, wenn ich eines Tages auf ihre Erkenntnisse zurückgreifen kann.

Narben als Störfelder

Bei einer Teilnehmerin unserer Kurse, die sich zur Demonstration des Narbentests zur Verfügung stellte, verschwanden mehrjährige therapieresistente Hüftschmerzen vollständig wie von allein – nach Entstörung eines kurzen Narbenabschnitts.

Der Begründer der Neuraltherapie, Ferdinand Huneke, beschrieb 1941 eine höchst erstaunliche Beobachtung: Er hatte einer Rheumatikerin Narben mit Procain unterspritzt, woraufhin sich diese Frau innerhalb weniger Minuten beschwerdefrei erhob und fassungslos und dankbar die Praxis verließ. Huneke bezeichnete diese Reaktion als „Sekundenphänomen" und postulierte, dass dieses Sekundenphänomen ein Beweis dafür sei, dass eine Narbe die Ursache für eine chronische Krankheit sein könne.

Sein genialer Gedanke wurde, wie so oft, von Seiten der traditionellen Medizin abgetan – obwohl vielen Menschen mit der kurzen Tortur der Narbenunterspritzungen eine lange Tortur des Krankseins erspart wurde. Natürlich hatten auch die Kritiker zu einem Teil recht, weil diese Methode ja nur dann erfolgreich sein konnte, wenn tatsächlich ausschließlich oder überwiegend Narben für die Symptome verantwortlich waren. (Wie ich es in meiner Praxis erlebe, spielt dieser Zusammenhang eher eine untergeordnete Rolle. Aber wenn es so ist, wirkt sich die Behandlung phänomenal aus!)

Klein, aber oho!

Gerlinde H. (etwa 60 Jahre alt), die ich in der „Frühzeit" meiner Arbeit mit Kinesiologie nur flüchtig bei der Betreuung ihrer Mutter kennengelernt hatte, suchte eines Tages wegen blutigen Urins den Urologen auf. Er fand einen fortgeschrittenen bösartigen Nierentumor (Hypernephrom), der ihr nur eine geringe Überlebenschance ließ. Eine Operation war dringlich.

Es dauerte viele Wochen, bis ich Frau H. in der Praxis wiedersah, völlig hinfällig, ausgemergelt, geradezu vom Tod gezeichnet. Ich sah darin die bekannten Folgen des Tumors, aber das war ein Irrtum. Die Operation war erstaunlich gut verlaufen. Was sie so auszehrte, waren anhaltende schwere Durchfälle, bis zu mehrmals stündlich, die man auch im Krankenhaus nicht stoppen konnte. Alle Untersuchungen waren ergebnislos ausgefallen, kein Medikament half. Gerlinde H. baute ausschließlich durch den Durchfall derart ab.

Wegen der allgemeinen Ratlosigkeit bot ich ihr den Muskeltest an, noch eher zögerlich und zurückhaltend angesichts der etwas kritischen älteren Generation in unserem Ort. Ich fand Hinweise auf eine Narbenstörung und testete hoffnungsvoll den gesamten Flankenschnitt der Nierenentfernung entlang: Nichts! Überall blieb der Arm stark. – Ich fühlte mich ziemlich „blamiert".

Zu meinem Erstaunen war Gerlinde H. überhaupt nicht überrascht; sie meinte, dass diese Narbe gar nicht schuld sein könne, denn man habe wegen des Durchfalls, der drei Tage nach Klinikaufnahme eingesetzt hatte, gezögert, sie überhaupt zu operieren. Ich verstand gar nichts mehr, fragte aber vorsichtshalber noch, was denn in den Tagen vor der Operation vorgefallen sei. Sie erinnerte sich, dass der Durchfall genau an dem Tag angefangen hatte, als eine Röntgen-Gefäßdarstellung von der Leiste aus gemacht worden war. Ich testete die vernarbte Einstichstelle – sie reagierte schwach! (Wie ich später von Akupunkteuren erfuhr, kreuzen sich in dieser Region die Meridiane Milz-Pankreas, Leber und Magen; theoretisch konnte eine Irritation jedes dieser Meridiane die Durchfälle verursacht haben.)

Die Unterspritzung dieser Narbe mit Procain war nur noch der kleinere Schritt. Gespannt warteten wir auf das Ergebnis. Am folgenden Tag kam Gerlinde H. zum Nachtest und zur erneuten Behandlung. Sie hatte bis zum Morgen nur noch zweimal Durchfall gehabt. Nach insgesamt zehnmaliger Narbenunterspritzung blieb die Narbe anhaltend stabil – Durchfall ist nie wieder aufgetreten!

Ergänzend bleibt zu erwähnen, dass Frau H. durch diese Erfahrung Vertrauen zur Untersuchung mit dem Muskeltest fasste. Sie nahm das Angebot wahr, sich wegen der Krebserkrankung austesten zu lassen. Als eine entscheidende Ursache stellte sich eine toxische Belastung mit Zahnprothesenmaterial heraus – sie war seit ihrem dreißigsten Lebensjahr auf eine Vollprothese angewiesen und war wegen andauernder Probleme damit in ständiger Zahnarztbehandlung. Wir testeten und wandten eine spezifische Ausleitung an und Frau H., die aufgrund des Hypernephroms eigentlich nur noch eine Lebenserwartung von wenigen Monaten haben sollte, war – solange ich ihre Geschichte verfolgen konnte – gesund und leistungsfähig.

Wie bereits erwähnt, ist die Fernwirkung von Narben beziehungsweise deren Störeinfluss auf ein ganzes Organsystem möglicherweise dadurch zu erklären, dass sie bei entsprechender Lage auf einem Meridian dort eine Unterbrechung des Energieflusses bewirken. (Genauer komme ich beim Thema „Alarmpunkte“ auf die Meridiane zurück.) Gelegentlich konnte ich durch Nachlesen oder Nachfragen bei fachkundigen Kollegen solch einen Zusammenhang herstellen, manchmal fand sich aber auch in der Meridianhypothese keine Erklärung – geholfen hat die Entstörung trotzdem.

Mit Einsatz des Muskeltests ist es heute keine Tortur mehr, nach störenden Narben zu fahnden. In der Regel sind es ja nur einzelne Narben, die eine Störung verursachen; oft ist es auch nur ein kleiner Teilbereich einer Narbe und dies gilt es herauszufinden.

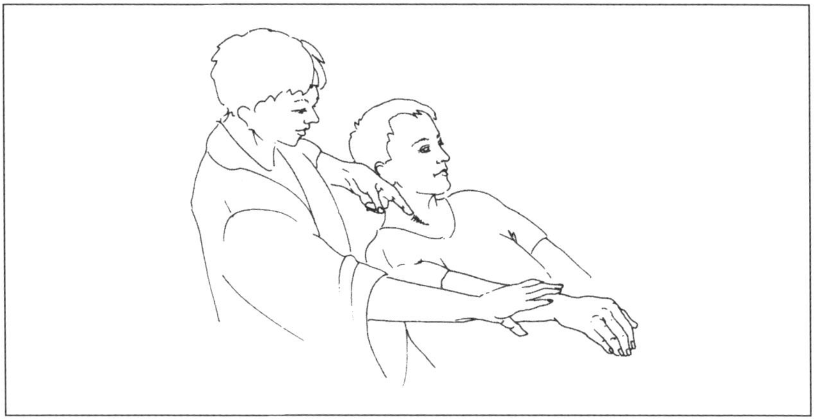

Der Narbentest

Der Nachweis, ob eine Narbe als Störfeld wirkt, ist sehr einfach – er erfolgt schlicht durch das Berühren der Narbe bei gleichzeitigem Muskeltesten. Hier lässt sich das Testergebnis als Reaktion auf einen Reiz verstehen: Die Berührung lenkt den Fokus auf eine bestimmte Stelle, und wenn dort eine Störung vorliegt, wird „Stress" signalisiert. Größere Narben sollten abschnittsweise berührt und getestet werden, da meist nur eine kleinere Zone betroffen ist und sich damit eine Behandlung der Gesamtnarbe erübrigt. Oft lässt sich die Störzone auch optisch erkennen: an Verziehungen und Wucherungen. Sehr „saubere" Narben, die im Hautniveau kaum auffallen, haben sich nur selten als Störfelder herausgestellt, während sekundär geheilte Wunden oft energetisch belasten. Deshalb wirkt die recht kleine Narbe einer Wunddrainage häufiger als Störfeld als etwa ein Rippenbogen-Randschnitt von 20 Zentimeter Länge!

Die Fälle, in denen Narben *ausschließliche* Ursache für ein Krankheitsgeschehen sind, sind in meiner Praxis zwar nicht in der Überzahl, aber eindrucksvoll. Darum möchte ich Ihnen noch von zwei faszinierenden Erfolgen berichten:

Zum einen möchte ich die Geschichte von Jörg, die ich schon am Anfang dieses Kapitels erwähnte, noch einmal ausführlicher erzählen, weil sie geradezu fantastisch ist.

Tägliche migräneartige Kopfschmerzen

Jörg, zwölf Jahre alt, hatte seit etwa neun Jahren unter täglich auftretenden migräneartigen Kopfschmerzen gelitten. Schulmedizinisch, insbesondere neurologisch, internistisch, HNO-ärztlich, orthopädisch, augenärztlich, psychiatrisch, zahnärztlich und kieferorthopädisch war alles mehrfach untersucht worden – ohne Befund. Der Muskeltest ergab als ausschließliche Ursache ein Narbenstörfeld; die Suche nach Narben ließ uns die „Schuldige" schließlich auf Jörgs Bauchdecke finden.

Im Alter von drei Jahren hatte man auf Jörgs Unterbauch in der Körpermittellinie ein Muttermal entdeckt. Wegen des Verdachts auf bösartige Entartung wollte man es in örtlicher Betäubung operativ entfernen.

Nun stellen Sie sich bitte einen dreijährigen Jungen vor, vor dem sich ein Doktor mit Mundschutz und Spritze aufbaut! Drei Personen sollen ihn damals festgehalten haben, während der Chirurg sehr erbost war über die „Unvernunft" des Kindes. Der Eingriff unter „Kampfbedingungen" führte zu einem nicht sehr geradlinigen Operationsergebnis, die Haut konnte nicht glatt aneinandergefügt werden, die Wunde platzte nochmals auf und heilte sekundär mit einem etwa markstückgroßen Narbengewebe. Bleibt anzumerken, dass laut Untersuchungsbefund das Muttermal völlig harmlos war ...

Einige Monate nach diesem Übergriff begannen Jörgs Kopfschmerzen, die wegen sprachlicher Verständigungsschwierigkeiten zunächst noch nicht sehr ernst genommen wurden, in den folgenden Jahren jedoch zu der oben beschriebenen Ärzte-Odyssee führten. Eine Randbemerkung für Akupunkteure: Ich habe mir sagen lassen (ich bin ja selbst keine Expertin darin), dass die Narbe auf einem zentralen Steuerungsmeridian, dem Konzeptionsgefäß, lag, und zwar auf dem Punkt „Meer der Energie", der in der Akupunktur zur Behandlung von Migräne genadelt wird!

Obwohl Jörg inzwischen schon zwölf war, scheute er verständlicherweise erneute ärztliche Eingriffe in Form von Spritzen zur Narbenentstörung; außerdem fand er zwar, wie viele Halbwüchsige, den Muskeltest äußerst unterhaltsam, deshalb jedoch noch lange nicht überzeugend. Nach seinen Erfahrungen mit der Medizin war er nicht bereit, auch nur noch die kleinste Unannehmlichkeit auszuprobieren, die ihm gegen die Kopfschmerzen helfen sollte.

Andere Formen der Narbenentstörung außer der Unterspritzung mit Procain (bei Allergien ersatzweise mit Lidocain) kannte ich damals nicht, fühlte mich aber herausgefordert, mir etwas einfallen zu lassen. Zu dieser Zeit arbeitete ich in der Praxis für andere Indikationsbereiche mit Farblicht-Therapie; Narbenbehandlungen mit dieser Methode kannte ich noch nicht. Der Dialogtest ergab jedoch, dass dieses Verfahren ebenso effektiv sei wie die Unterspritzung mit Procain. Ich testete die Farbe aus und bestrahlte dementsprechend: Danach reagierte die Narbe im Test positiv! Wir mussten die Narbe insgesamt fünfzehn Mal behandeln, in sich vergrößernden Intervallen, und nach acht Wochen war die Narbe dauerhaft entstört. Die Behandlung war mit keinerlei Unannehmlichkeit (außer der Fahrt in die Praxis) verbunden, die Kopfschmerzen verschwanden nach der ersten Farblichtbehandlung und sind (laut Anruf der Eltern zwei Jahre später) nicht wieder zurückgekehrt.

Besonders brisant daran war auch dieser Aspekt: Die gesamte Diagnostik und Therapie einschließlich ausführlicher Gespräche hatte gerade einmal 250 DM gekostet!

* * *

Tennisarm

Nina N., 25 Jahre, die seit drei Jahren wegen einer Epikondylitis (Tennisarm) erfolglos behandelt wurde (einschließlich wiederholter Injektionen von Kortisonpräparaten und mehrmaliger Operationen), bat mich um Hilfe, bevor sie sich zu einer erneuten Operation entschließen wollte. Sie war sehr skeptisch, aber in ihrer Verzweiflung zu allem bereit. Der Test ergab eine Narbenstörung. Hier sollte die Narbe der Blinddarmentfernung verantwortlich sein – der Blinddarm war übrigens knapp ein halbes Jahr vor Beginn der Beschwerden operiert worden.

Erfreulich war, dass die Entstörung der Narbe die Beschwerden im Arm umgehend deutlich linderte. Da das Gewebe durch die verschiedenen Manipulationen und Injektionen jedoch bereits erhebliche sekundäre Schäden aufwies, brauchte es noch einige Zeit, bis mit lokaler Farblichtbehandlung, Lymphdrainage und weiterer physikalischer Therapie die Restbeschwerden abgebaut waren. Nachdem sie sich drei Jahre lang mit den Schmerzen gequält hatte und drei Jahre lang Untersuchungen und Therapien in über sich ergehen lassen hatte, war Nina N. nun mit vierwöchiger Behandlung zu 100 Prozent beschwerdefrei.

Zur Entstörung von Narben möchte ich hier nur eine kurze Empfehlung geben: Testen Sie, falls Sie nicht bereits bevorzugt mit einem bestimmten Verfahren arbeiten, auch hier wieder die infrage kommende Anwendung aus! Mir geläufig sind das Unterspritzen mit Procain, die Bestrahlung mit Farblicht und das Auftragen von Elektrolytsalben; vielleicht begegnen Ihnen noch andere Möglichkeiten. Testen Sie gegebenenfalls die Wiederholungsintervalle, die Anwendungsdauer und Ähnliches.

Zähne als Störfelder

Wie viele Rheumakranke haben sich in ihrer Verzweiflung schon alle Zähne ziehen lassen, weil sie gehört hatten, dass mancher dadurch von seiner Krankheit befreit worden war? – Aber was ist, wenn sie sich zu solch einem radikalen Eingriff entschlossen haben, ohne dass der gewünschte Erfolg eintritt? Schließlich wird das ja nur dann „funktionieren", wenn die Zähne tatsächlich der relevante und ausschließliche pathogene Einfluss sind.

Das zu klären und damit entweder überflüssige Maßnahmen zu verhindern oder gezielt die betroffenen Regionen zu sanieren, dies ist wiederum eine dankbare Aufgabenstellung des Muskeltestens.

Rückenschmerzen

Mein erster Patient mit einem eindrucksvollen Zahnstörfeld war Manfred F., ein junger selbstständiger Spediteur. Er hatte aufgrund beruflicher Belastung häufig Rückenschmerzen, ein Bandscheibenvorfall war bereits operiert. Aber die Schmerzen, wie er sie aktuell hatte, waren so schlimm wie nie zuvor. Keine Therapie schlug an, eine erneute Operation wurde halbherzig erwogen, allerdings mit sehr unsicherer Prognose. Schmerzmittel und sämtliche physikalischen Behandlungen brachten keine Linderung.

Der Test wies auf ein Zahnstörfeld hin. Wir konkretisierten im rechten Oberkiefer den zweiten Zahn und der Patient bestätigte mir, dass er dort immer wieder „so ein eigenartiges Gefühl" verspüre. Dieser Zahn korrespondiert energetisch mit dem oberen Abschnitt der Lendenwirbelsäule, wo auch seine Schmerzen saßen. (Näheres zu solchen Zusammenhängen finden Sie in der Literatur zur ganzheitlichen Zahnheilkunde.) Die Röntgenaufnahme beim Zahnarzt schien unauffällig. Nach einigem Hin und Her setzte Herr F. dem Zahnarzt gegenüber seinen Wunsch durch, er möge doch bitte den

Zahn eröffnen. Verständlicherweise zögernd kam dieser dem Wunsch nach – und ihm quoll übelriechender Eiter entgegen. Innerhalb weniger Stunden ließen die quälenden Rückenschmerzen von Manfred F. nach.

Der angesprochene Zahnarzt hatte sich zu der damaligen Zeit ebenfalls auf den „abenteuerlichen" Pfad der ganzheitlichen Medizin begeben und war deshalb offen für derartige Hinweise. In einem späteren Gespräch erklärte er mir, dass er das Röntgenbild im Nachhinein noch einmal begutachtet hatte. Mit dem Wissen um das praktische Ergebnis konnte er dort ohne Weiteres Veränderungen entdecken, für die er aber erst sensibilisiert werden musste. Er bestätigte meine Erfahrung, dass man oft erst durch Ergebnisse mit solchen Instrumenten wie dem Muskeltest einen neuen klinischen Blickwinkel in der etablierten (Zahn-) Medizin gewinnt.

Grundsätzlich verläuft das Testen von Zahnstörfeldern nach demselben Prinzip wie der Narbentest, nämlich mit lokaler Berührung: Um nach Störungen im Zahnbereich zu fahnden, legen Sie als Tester den Zeigefinger Ihrer freien Hand außen auf die Wange über die einzelnen Zahnquadranten, dann überprüfen Sie den Arm. Gibt der Arm bei einem oder mehreren der Quadranten nach, muss weiter differenziert werden. Dazu fordern Sie den Patienten auf, mit seinem Zeigefinger die einzelnen Zähne des geschwächten Quadranten der Reihe nach zu berühren, während Sie jeden Zahn mit Muskeltest überprüfen. Logischerweise wird der Arm schwach bei Kontakt zu einem gestörten Zahn.

Natürlich ist diese Methode nur zur ersten Orientierung geeignet. Für eine genaue Beurteilung ist die Kompetenz eines ganzheitlich arbeitenden Zahnarztes gefragt, das Weitere bleibt seiner Erfahrung und Entscheidung vorbehalten. Ich freue mich immer wieder, dass gerade in der Zahnheilkunde relativ viel Offenheit für ganzheitliche Zusammenhänge herrscht. Viele Zahnärzte wissen bereits um die

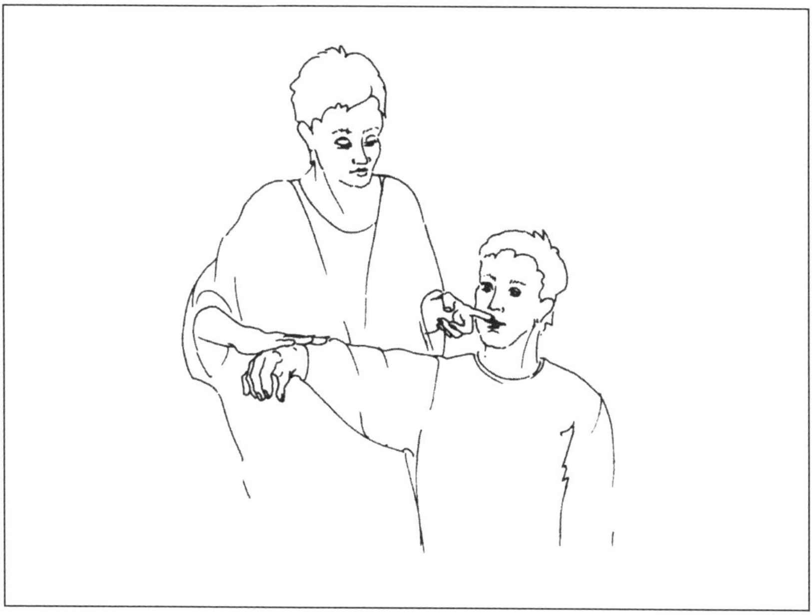

Der Quadrantentest

Wechselwirkungen zwischen Zahngesundheit und Organgesundheit und komplementärmedizinische Ansätze haben bei Zahnmedizinern schon früher offene Türen gefunden als in der Humanmedizin.

Beschwerden im Daumen

Der oben erwähnte Zahnarzt untersuchte einige Jahre später einen 40-jährigen Mann, der wegen monatelanger heftiger Schmerzen, Kribbeln und Taubheitsgefühl im linken Daumen mit Ausstrahlung in den Arm zu mir kam. Meine Vermutung, es könne eine orthopädische Ursache vorliegen, ließ sich nicht verifizieren. Der Test ergab ein Zahnstörfeld (im linken oberen Quadranten der vierte Zahn), das auf dem Röntgenbild schon vor der Eröffnung zu erkennen war und umgehend saniert wurde. Von da an war und blieb der Patient beschwerdefrei.

Das Thema der Zahnstörfelder, der Zahngesundheit und ihrer Auswirkung auf den übrigen Organismus überhaupt und der Kontroversen um toxische Zahnwerkstoffe ist derart umfangreich, dass ihm im Rahmen dieses Buches sicher nicht Genüge getan werden kann. Zum einen bin ich nicht in diesem Fach zu Hause, zum anderen gibt es von sachkompetenter Seite informative Literatur, zum dritten ist es ja nur ein Teilaspekt des analytischen Testens.

Mit klugem Einsatz des Muskeltests könnten Zahnärzte Entscheidungen und Behandlungen ebenso optimieren wie in jedem anderen therapeutischen Bereich. Käme darüber hinaus eine konstruktive Zusammenarbeit von komplementärmedizinisch orientierten Ärzten und Heilpraktikern mit ganzheitlich ausgerichteten Zahnärzten zustande, könnte ein potentes Fundament für eine echte Gesundheitsreform geschaffen werden!

* * *

Besonders im Kontext der Neuraltherapie werden häufig noch weitere Störungen als Krankheitsherde betrachtet und behandelt, etwa chronisch entzündete Tonsillen oder Nasennebenhöhlen. Bei meinen Ursachennachweisen per Muskeltest waren jedoch solche Herde eher selten, zumindest in dem Sinne, dass dort als Behandlung eine entstörende Maßnahme wie Procaininjektion oder Farblicht angezeigt gewesen wäre. Ich vermute, dass uns der Test im ursachenorientierten Ansatz bei den meisten dieser Herde wiederum *hinter* die Symptomatik führt, wo dann in vielen Fällen eine Ausleitungsbehandlung und / oder psychische Bearbeitung zur Folge hat, dass auch diese „Störfelder" ohne dort ansetzende Intervention ausheilen. So hat sich beispielsweise mit einem älteren Mann, der von jungen Jahren an unter chronischer Nasennebenhöhlenentzündung gelitten hatte, bei wiederholter neuraltherapeutischer Behandlung kaum etwas getan, aber nach einer Kurzzeit-Psychotherapie besserten sich die Beschwerden so weit, dass er wieder durch die Nase atmen konnte.

Um welche Art von Störfeld es sich handelt, das im energetischen Modus als Ursache angezeigt wird – um eine *interne* Störung durch

Narben, Zähne, Herde oder um eine der *externen* Störungen, die ich im Folgenden vorstelle –, das klärt der Dialogtest.

Nahrungsmittelallergie

Der zwölfjährige Mike litt seit mehr als zwei Jahren unter einer gravierenden Nahrungsmittelallergie, sodass er beim Genuss bestimmter Speisen schwersten Durchfall bis zum Kreislaufkollaps bekam. Problematischerweise waren äußerst gängige Nahrungsmittel betroffen, nämlich Kartoffeln, Weizen und Roggen. Da die Reaktionen schon bei versehentlicher Aufnahme immer bedrohlicher wurden (bis hin zu anaphylaktischen Symptomen), suchte die Familie mich mit der Bitte um Hilfe auf.

Mike war selbstverständlich vom Allergologen untersucht worden, die Allergie war durch eine Blutuntersuchung mit Bestimmung der IGE-Antikörper konkretisiert worden. Diese lagen nach Aussage der Eltern so extrem hoch, wie sie der Facharzt nur in zwei weiteren Fällen seiner klinischen Erfahrung erlebt hatte. Die Familie hatte sich inzwischen darauf eingestellt, diese Nahrungsmittel akribisch zu meiden, Mike war dem mit strenger Disziplin gefolgt.

Auch beim Muskeltest bestätigte sich die beschriebene Allergie – Ursache war nach seinem Ergebnis ausschließlich eine energetische Störung, die von außen auf den Organismus einwirkte. (Hier haben Sie ein Beispiel dafür, wie verschiedene „Ursachenebenen“ nacheinander getestet werden: zunächst die Auslöser der anaphylaktischen Reaktion, dann die ihr zugrunde liegende eigentliche Störung.) Das legte als nächsten Schritt eine gezielte Elektroanamnese nahe (siehe unten), da die häufigsten Störquellen heutzutage technischer Natur sind. Ich erfuhr, dass Mike wenige Monate vor dem Auftreten der ersten Symptome zum Geburtstag eine Elektronikausstattung bekommen hatte – mit Stereoanlage, Fernseher und Computer; alle Geräte standen in seinem etwa 16 Quadratmeter großen Zimmer, keines weiter als 2 Meter vom Bett entfernt.

Ich erklärte Mike und seiner Mutter, dass die Allergie offenbar durch eine erhebliche elektromagnetische Irritation des Immunsystems entstanden war. Nun sind Zwölfjährige in der Regel wenig einsichtig (und nicht nur sie!), wenn sie ihren persönlichen Luxus einschränken sollen, zu dem in dieser Altersklasse auch das Privileg einer Elektronikausrüstung gehört. Mit Sicherheit hätte er auf diese Ausstattung nicht verzichtet, aber er ließ sich auf einen Kompromiss ein:

Wir beschlossen, dass während der Nachtstunden alle Geräte vom Netz genommen werden sollten, zumindest über einen Zeitraum von sechs Wochen, möglichst jedoch drei Monate lang. Hiermit war er einverstanden, schließlich war auch er zumindest neugierig. Die bekannten allergieauslösenden Nahrungsmittel mussten zunächst natürlich weiterhin gemieden werden.

Nach sechs Wochen kam Mike zur Kontrolle. Der Muskeltest sprach dafür, dass die Störfelder ihren Einfluss auf den Organismus verloren hatten, denn der Testpunkt für externe Störfelder reagierte jetzt positiv (Näheres dazu im Kapitel „Sonderpunkte"); allerdings reagierte Mikes *Testmuskel* auf die Nahrungsmittel weiterhin schwach. Nach weiteren sechs Wochen aber waren auch Kartoffeln, Weizen und Roggen im Test positiv! – Mit bangem Herzen überprüfte ich immer wieder das Ergebnis, formulierte im Dialogtest „so herum und anders herum", aber nach allen Ergebnissen sah es so aus, dass er diese Lebensmittel jetzt vertragen sollte.

Ein Expositionsversuch stand an – allerdings unter großen Sicherheitsvorkehrungen; das heißt, dass Erwachsene anwesend sein mussten, die Kliniken Normalbetrieb hatten und das

Auto startklar war. Sie glauben nicht, welche Angst ich ausstand, dass ich eventuell etwas übersehen, den Test falsch interpretiert und damit einen Menschen in Gefahr gebracht haben könnte! Wir vereinbarten, nach diesem Versuch miteinander zu telefonieren.

Ich hörte nichts mehr von ihnen. Meine Befürchtungen nahmen katastrophale Ausmaße an. Monate vergingen, bis ich eines Tages in den Ferien eine Karte aus Italien bekam, auf der einen Seite das Foto eines Jungen mit einem Topf Spaghetti über den Kopf geschüttet, auf der Rückseite: „Wie Sie sehen, geht es mir ausgezeichnet, die Spaghetti schmecken super!"

Zwei Jahre später erfuhr ich von der Mutter, dass zwischenzeitlich die Laborwerte kontrolliert worden waren: Die anfangs extrem erhöhten Antikörper waren nicht mehr nachweisbar.

Das war also wieder eines von den nicht gerade alltäglichen „Highlights" und sicher eine ungewöhnliche Situation. Denn eine monokausale Ursache wie Elektrosmog für eine derart gravierende Erkrankung ist nach meiner Erfahrung eher die Ausnahme. Was man jedoch generell von den elektromagnetischen Einflüssen auf Gesundheit und Krankheit nicht sagen kann …!

Elektrosmog

Bis zu meiner Arbeit mit dem Muskeltest hatte ich den Begriff „Elektrosmog" überhaupt nicht gekannt. In der Fahndung nach Krankheitsursachen begegneten mir solche Störungen jedoch so häufig, dass ich mich gezwungenermaßen damit auseinandersetzen musste. Ich konnte sowohl handfeste klinische Symptome und Diagnosen als auch Beschwerden von Menschen, die bereits als „Hypochonder" oder „Simulanten" abgestempelt worden waren, auf technische Störquellen zurückführen.

Als ich begann, mich mit der Frage nach der „Wissenschaftlichkeit“ solcher Zusammenhänge zu beschäftigen, erntete ich bei Diskussionen mit Kollegen überwiegend Widerspruch oder Gelächter. (Inzwischen ist allerdings bei vielen Ärzten die Bereitschaft gewachsen, solche Einflüsse für möglich zu halten.) Ich kann aber nicht anders, als der Logik zu folgen, dass der lebende Organismus ein durch und durch „elektrisches System“ ist und damit den Gesetzen der Elektrophysik ebenso unterliegt wie *leblose* leitende Materialien: Das Nervensystem ist eine hochkomplexe elektronische Schaltzentrale, die neuromuskuläre Steuerung erfolgt elektrisch, an Zellmembranen regieren feinste elektrische Potenziale – ohne funktionierende Körperelektrizität ist der Mensch tot. (Oder könnte man sogar sagen, dass sich der Tod eines Lebewesens damit *definieren* lässt, dass seine elektrischen Funktionen zum Erliegen gekommen sind?)

Wäre es nicht geradezu widersinnig, wenn die Lebewesen von den Gesetzen der Physik ausgenommen wären? Was für die Mechanik gilt, soll bei der Elektrophysik nicht gelten? – An der Tatsache, dass elektrische und elektronische Geräte elektromagnetische Felder aufbauen, ist nicht zu rütteln; und dass davon Störeinflüsse ausgehen können, belegt jede Aufforderung an Flugzeugpassagiere, ihre technischen Geräte auszuschalten. Was berechtigt dann zu der Annahme, dass elektromagnetische Felder den noch viel feiner „elektrifizierten“ lebenden Zellen nichts anhaben können, ja, dass wir gegen sie immun sind? – Analoges gilt natürlich auch für Strahlungen: Sie bewirken Wachstum, Sinneswahrnehmung und – therapeutisch genutzt – sogar Zerstörung von Tumorgewebe; wieso aber sollten wir dann von vornherein annehmen, dass die vielen beispielsweise im technischen Funk genutzten Strahlungsquellen *spurlos* an uns vorbeigehen?

In diesem Sinne sind technische Strahlung und Elektrosmog potenzielle Schadquellen, die ernst genommen werden müssen. Der Muskeltest hilft hier, relevante Zusammenhänge aufzudecken, sinnvoll vorzubeugen – aber gegebenenfalls auch Panik durch Überdramatisierung zu vermeiden.

Da viele dieser Störeinflüsse „hausgemacht“ sind beziehungsweise sich im direkten Lebensumfeld des Menschen befinden, empfehle ich eine gezielte „Elektroanamnese“, sobald der Muskeltest bei einem Patienten auf eine solche Belastung als Krankheitsursache hinweist. Sollten Sie sich auf dieses Gebiet noch nicht vorwagen, können Sie natürlich auch direkt an einen Baubiologen verweisen; allerdings lassen sich nach meiner Erfahrung eine ganze Reihe von gravierenden Einflüssen schon durch gezielte Befragung erfassen. Ich empfehle jedoch immer den Rat eines Fachmanns, wenn nach Beseitigung der verdächtigten Störquelle der Störfeldpunkt (siehe unter „Testpunkte“) oder der energetische Modus beim Test immer noch schwach reagieren.

Für die Elektroanamnese lasse ich mir eine Grundrissskizze der Wohnung, insbesondere des Schlafplatzes, aufzeichnen. Darin werden die elektrischen und elektronischen Geräte mit ihrem Standort markiert. Und ich muss sagen, dass wir in etwa der Hälfte der Fälle schon auf diese Weise „verdächtige“ Störquellen dingfest machen können. Dann entscheiden der weitere Verlauf und der Nachtest, ob die Anamnese und die daraus resultierende Konsequenz ausreichen. Konkret heißt dies, dass ich empfehle, für eine überschaubare Zeit (meist zwei bis drei Monate) den ermittelten störenden Einfluss zu eliminieren, indem zum Beispiel das verdächtige Gerät für diese Zeit vom Netz genommen oder vorübergehend der Schlafplatz gewechselt wird.

Einige „Elektrosünden“ haben so sehr in unsere Alltagsgewohnheiten Einzug gehalten, dass wir sie rasch identifizieren können, andere erfordern detektivische Kleinarbeit – oder eben den Fachmann vor Ort. Meine schnellsten Therapieerfolge habe ich einer Geräteart zu verdanken, die heute zur Grundausstattung fast jeden Schlafzimmers gehört: den Radioweckern. Ihr potenziell krank machendes Feld reicht je nach Bauart zwischen zwei und drei Meter weit, manchmal auch noch weiter. Bedenken Sie: Damit wird – bei Doppelbetten – nicht nur der Schläfer auf der Bettseite mit dem Radiowecker beeinträchtigt, sondern auch der Partner (die Partnerin) im anderen Bett! Und wenn dieser „Störsender" dann auch noch wie üblich höchstens eine Armlänge vom Kopf entfernt steht, kann man sich leicht ausmalen, was das für unser Zentralnervensystem bedeutet. Schlafstörungen sind häufig, oft auch Verspannungen, Kopfschmerzen, allgemeine Abgeschlagenheit (wegen des nicht effektiven Nachtschlafs), Konzentrations- und Gedächtnisstörungen, Schwindel, Ohrgeräusche und vieles andere.

Cluster-Kopfschmerz

Ein junger Mann suchte mich wegen seines Cluster-Kopfschmerzes auf (anfallsweise heftigste Schmerzattacken auf einer Schläfenseite). Der Test ergab interne und externe Störfelder; die internen resultierten aus einem Zahnbereich mit enorm vielen Füllungen, das äußere Störfeld aus einem im Bett integrierten Radiowecker. Nachdem er den Wecker vom Netz genommen hatte, traten die Anfälle nur noch ganz selten auf, nach der Zahnsanierung mit Entfernung der Amalgamfüllungen (plus Ausleitung) gar nicht mehr.

Zu Radioweckern gibt es viele recht spektakuläre Geschichten. Dabei sind die Nebeneffekte oft noch beweiskräftiger als die eigentlichen Therapieerfolge, bei denen man ja letztendlich auch Suggestion nicht ausschließen kann. Aber welcher Suggestion unterliegt ein skeptischer Ehemann, der sich widerwillig dazu überreden lässt, seiner Frau zuliebe einen sechswöchigen Versuch ohne Radiowecker durchzustehen, und der dann feststellt, dass er seitdem morgens wesentlich frischer aufwacht und dass ganz nebenbei auch seine Schulterschmerzen verschwunden sind?

Ein untauglicher Kompromiss

Eine fast schon witzige Episode rund um den Radiowecker bot eine Patientin, die über Schlafstörungen und Nervosität klagte. Neben außerdem vorhandenen emotionalen Stressfaktoren wies der Muskeltest bei ihr externe Störfelder nach; wieder fiel der Verdacht auf den Radiowecker. Da sie aber äußerst ungern auf dieses Gerät verzichtete und auch an einer solchen Auswirkung zweifelte, konnten wir uns auf den üblichen Versuch des Weglassens nicht einigen. Der Kompromiss bestand darin, dass sie den Radiowecker möglichst weit von ihrem Kopf wegstellen wollte.

Etwa sechs Wochen später kam sie zum Nachtest. Sie war einerseits sehr zufrieden, denn sie schlief leichter ein und fühlte sich nach dem Schlaf deutlich frischer und insgesamt ausgeglichener. Aber gegen Morgen wachte sie mit starkem Kribbeln in den Füßen regelmäßig auf und konnte dann auch nicht mehr einschlafen. Sie haben es sicher schon erraten: Sie hatte den Wecker auf eine Kommode am Fußende des Bettes gestellt!

Natürlich muss nicht immer der Radiowecker schuld sein:

Schiefhals

Ich untersuchte einen Säugling, der kurz nach seiner Geburt einen Schiefhals entwickelte, dem keine krankengymnastische Behandlung entgegenwirken konnte; es wurde immer schlimmer. Als Grund fand sich ausschließlich Elektrostress, verursacht durch das Babyfon, das unmittelbar neben der Wiege des Kindes stand. Nachdem die Eltern sich überzeugen ließen, dass solche Geräte das Weinen des Kindes auch bei größerem Abstand übertragen, stellten sie es drei Meter entfernt auf. Innerhalb von zwei Wochen war der Schiefhals behoben (unterstützt durch zwei weitere physiotherapeutische Behandlungen) und das Kind entwickelte sich gesund weiter. Offenbar war die Kopfwendung des Neugeborenen ein hilfloser Versuch gewesen, sich aus dem störenden Feld zu entfernen.

Wenn die Kinder älter werden, ist es nicht mehr das Babyfon, sondern das unentbehrliche Smartphone, das – natürlich angeschaltet – auf dem Nachttisch greifbar sein muss ...

Nicht immer führt die Elektroanamnese mit dem Muskeltest auf eine Spur; in einigen Fällen habe ich die Situation durch einen Hausbesuch klären können. Das ist für mich selten möglich, da viele Patienten von weiter her kommen, und zum anderen reichen meine Kenntnisse nicht für eine umfassende Beratung vor Ort, geschweige denn zur Sanierung. Aber wenn es sich gerade anbietet, kann man auch dabei einen Glückstreffer landen.

Schlafstörungen

So war es im Fall der achtjährigen Sylvia, deren Mutter im Februar zu mir kam und klagte, die Nerven der gesamten Familie lägen blank, ihre Tochter komme fünf- bis sechsmal pro Nacht an ihr Bett, weil sie nicht schlafen könne. Dies gehe so seit einigen Monaten, genauer könne sie das nicht mehr feststellen. Der Test ergab Störfelder, die Ursache lag nach Elektroanamnese wahrscheinlich in der Nachtspeicherheizung. Da das Mädchen mit dem Kopf genau neben dem Ofen lag und das Zimmer extrem klein war, riet ich zunächst, dass sie mit dem Kopf am Fußende schlafen solle. Daraufhin schlief sie zwei Wochen ausgezeichnet, danach begann dasselbe Spiel von Neuem. Vermutlich handelte es sich um einen vorübergehenden „Erholungseffekt“, das heißt, schon diese geringfügig größere Entfernung von der Störquelle bedeutete eine Entlastung, die sozusagen ein Aufatmen bewirkte. Dies konnte natürlich nicht auf Dauer anhalten, da die Störung am neuen Kopfende noch wirksam war, wenn auch weniger.

Ich bot der leidgeprüften Familie einen Besuch zu Hause an und stellte fest, dass das Bett des Kindes tatsächlich genau in einer starken Störzone lag, die vom Nachtspeicherofen ausging. (Das Abschalten der Starkstromsicherung und der Reglersicherung ließ dieses Störfeld sofort verschwinden.) Da Nachtspeicherheizungen ihrer Funktion entsprechend gerade nachts nicht abgeschaltet werden sollten, musste Sylvia zum Schlafen in ein anderes Zimmer umziehen, wo sie ungestört schlief. Die Familie erholte sich zusehends und suchte nach meinen weiteren Informationen seitdem nach einem neuen Zuhause.

Es gibt eine Reihe von Beschwerden, die typisch sind für elektromagnetische Belastungen; andererseits ist die Mitwirkung solcher Felder bei keiner Erkrankung ausgeschlossen. Ganz besonders anfällig ist aufgrund seiner elektrischen Funktion das Nervensystem, sowohl das Gehirn mit seinen Hunderten von Milliarden elektrisch aktiver Zellen und den unzähligen feinen Verbindungen zwischen ihnen als auch das vegetative Nervensystem mit der Steuerfunktion der inneren Organe und ebenso das periphere mit seinen langen Leitungsbahnen in die Gliedmaßen.

Ischialgie

Die zehnjährige Julia kam zu mir, weil sie seit einigen Wochen unter einer klassischen Ischialgie litt, einer schmerzhaften Ausstrahlung vom Rücken in ein Bein hinunter. Julia hatte derart starke Schmerzen (genau im Verlauf des Ischiasnervs – völlig ungewöhnlich für dieses Alter), dass sie sich nicht bücken konnte und auch nur in Trippelschritten ging. Ich vermutete aufgrund der Theatralik zunächst eine psychische Problematik, wunderte mich allerdings über die „medizinisch korrekte" Beschreibung. Der Muskeltest wies aber auf ein Störfeld hin. Eine logische Erklärung fand ich auch in der Skizze des Zimmers nicht. Meine Neugier trieb mich dazu, mir die Lage vor Ort anzusehen, da die Familie in unserer Nachbarschaft wohnte:

Die Familie war erst kürzlich in den Altbau eingezogen. Einige Möbel waren noch nicht geliefert, sodass Julia auf einer Federkernmatratze am Boden schlief. Das Kabel einer Nachtlampe verlief von der Steckdose an der Wand unter der Matratze hindurch zur freien Seite – und zwar genau unter dem Bereich der Lendenwirbelsäule der kleinen Patientin! Die Eltern schlossen die Lampe mit einer Verlängerungsschnur an einer anderen Steckdose an, sodass das Kabel nicht mehr unter dem Bett verlief, und die Beschwerden verschwanden innerhalb von zwei Tagen!

Übrigens sind Kinder, deren Nervensystem noch in der Entwicklung ist, deutlich sensibler für elektromagnetische Belastungen. Sie reagieren häufig recht unmittelbar mit Schlafstörungen, Lern- und Verhaltensauffälligkeiten, aber möglicherweise auch mit Hauterkrankungen bis hin zur Neurodermitis oder mit Beeinträchtigung der immunaktiven Zellen. Da sie schneller Symptome entwickeln als Erwachsene, kann bei entsprechender Kenntnis des Therapeuten frühzeitig gehandelt und das Kind rasch geheilt werden.

Darüber hinaus ist zu berücksichtigen, dass auch Erwachsene unterschiedlich sensibel auf Elektrosmog reagieren. Ich gehe davon aus, dass man kein „Spinner" sein muss, um auf elektrische und elektromagnetische Felder empfindlich zu reagieren, sondern benutze gern den Vergleich mit der Sonnenempfindlichkeit (deren bräunende Kraft ja ebenfalls auf elektromagnetischer Strahlung beruht): Auch da bekommen die einen sehr rasch einen Sonnenbrand, während andere stundenlang „braten“ können, bevor sich die Haut überhaupt rötet. Außerdem ist zu berücksichtigen, dass neben konstitutionellen Faktoren auch Resonanzverstärker im Körper des Betroffenen die Reaktion auf externe Strahlung potenzieren können, das heißt, alle Metallteile wie künstliche Gelenke, Operationsnägel, metallische Prothesenteile – und vor allem metallische Zahnfüllungen! Auf diese wirkt sich jegliches elektromagnetische Feld im Sinne der Induktion aus, sodass sich von dort eine neue Störquelle aufbaut (wie zum Beispiel bei dem jungen Mann mit den Cluster-Kopfschmerzen).

Ähnliche Überlegungen, wie ich sie hier zum Thema technische Störfelder angestellt habe, gelten vermutlich auch für geopathogene Zonen, da diese mit einer Veränderung des Erdmagnetfelds einhergehen sollen. Ich empfehle aber, sich bei Verdacht auf eine derartige Störung an einen Fachmann zu wenden. Viele Baubiologen haben heute das alte Wissen von erdgebundenen Störfeldern wieder aufgegriffen und in ihre Arbeit integriert.

Nachweis einer elektromagnetischen Störzone

Bisher haben wir uns mit den *Auswirkungen* externer Störfelder beschäftigt; es ist aber natürlich auch hilfreich, wenn man in einem gewissen Umfang selbst vor Ort solche Störwirkungen nachweisen kann, sei es als halbprofessionelle Hilfestellung wie bei meinen Hausbesuchen, sei es als *prophylaktische* Maßnahme.

Nehmen wir das Beispiel eines Lichtschalters. Nähern Sie sich ihm zusammen mit Ihrer Testperson bis auf eine knappe Armlänge. Lassen Sie Ihren Probanden die Handinnenfläche (– sie ist durch ihre hohe Konzentration von Nervenzellen sehr elektrosensibel) auf den Schalter legen und testen Sie den Arm: Er wird nachgeben (ausgenommen dann, wenn kein Anschluss an das Stromnetz besteht).

Lassen Sie nun Ihren Probanden die Handfläche einige Zentimeter vom Schalter zurücknehmen und testen Sie erneut. Wiederholen Sie den Test mit zunehmendem Abstand – wann wird der Arm wieder problemlos gehalten?

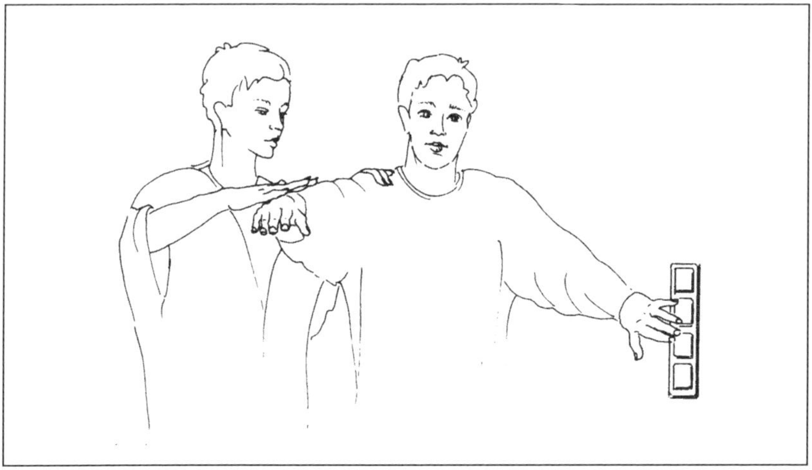

Der Lichtschaltertest

Für ähnliche Demonstrationen bietet sich natürlich auch das beliebte Handy an oder das Mobilteil eines DECT-Telefons – möglicherweise auch für technikbegeisterte junge Leute eine eindrucksvolle Erfahrung, die sie zu einem etwas sorgsameren Umgang mit diesen Geräten motivieren könnte.

Mit dieser Anregung zu eigenen „Feld-Studien" möchte ich es hier bewenden lassen. Dabei geht es nicht darum, per Muskeltest exakte Untersuchungen zu elektromagnetischen Feldern vorzulegen, sondern beispielhaft erkennbar zu machen, *dass* solche Felder Auswirkungen auf den menschlichen Organismus haben und wie unterschiedlich weit solche Felder reichen. Welche Interaktionen und Überlagerungen über das einzelne Gerät hinaus bestehen, werden wir ohne elektrotechnische Sachkenntnisse ohnehin nicht selbst beurteilen können – nicht einmal per Muskeltest.

Was tun?

Während bei der Fülle umweltbedingter technischer Einflüsse auf der ganzen Welt wohl kaum noch noch unbestrahlte Orte zu finden sind, sollte man andererseits auch keine Panik schüren, und man sollte ebenso wenig schicksalsergeben kapitulieren. Wir haben durchaus Einfluss auf die Gestaltung unserer unmittelbaren Umgebung und ein paar Grundempfehlungen können in Praxis und Privatbereich schon eine Menge Gutes bewirken:

Die logische Konsequenz nach Ermittlung relevanter Störzonen ist natürlich, so wenig wie möglich elektrisch betriebene Geräte am Netz zu lassen. Selbst ausgeschaltete Geräte können noch ein Feld aufbauen, wenn der Schalter nur die negative Phase unterbricht. Das ist besonders bei elektronischen Apparaturen wie Fernseher, Musikanlage, Computer wichtig, da ihr Feld aufgrund ihrer Konstruktion und Funktion sehr weit reicht. Und erst recht bei Radioweckern!

Schlaf- und Ruheplätze sollten einen Abstand von mindestens drei Metern zu diesen Geräten haben; noch besser ist es, letztere während der Ruhezeiten ganz vom Netz zu nehmen. Schließlich reagieren wir im Schlaf noch empfindlicher, denn der Organismus ist auf Abschalten und Entspannung eingestellt, elektromagnetische Felder setzen ihn aber unter Spannung. Wem das zu umständlich ist, der kann eine abschaltbare Steckdosenleiste dazwischenschalten, wobei zunächst kontrolliert werden muss, ob der Schalter auch die positive Phase unterbricht. (Dafür gibt es Phasenprüfer in Form eines Schraubenziehers.)

Um gerade das Gehirn als lebendige „elektronische Schaltzentrale“ möglichst wenig zu irritieren, bieten sich weitere einfache Maßnahmen an:

Da wir die DECT-Telefone kaum noch aus unserem Leben verbannen können, empfiehlt sich die Anschaffung strahlungsarmer Geräte. Da auch diese nicht strahlungs*frei* sind, insbesondere beim Telefonieren, benutze ich selbst beispielsweise ein Mobilteil mit Headset-Anschluss. Dasselbe ist auch bei Handys möglich.

Konkrete Empfehlungen für den Umgang mit technischen Geräten im Alltag:

- Radiowecker sollten Sie mindestens drei Meter vom Kopfende des Bettes entfernt aufstellen – besser durch mechanische Wecker ersetzen!
- Entfernen Sie möglichst alle elektronischen Geräte aus dem Schlafzimmer; achten Sie auch auf das, was hinter der Wand (besonders am Kopfende) steht.
- Nehmen Sie elektrische und elektronische Geräte, die nicht im Einsatz sind, vom Netz. Oder schalten Sie zumindest eine abschaltbare Steckdosenleiste dazwischen.
- Wählen Sie strahlungsarme Geräte nach der Schwedennorm.
- Telefonieren Sie, wo immer es geht, mit Headset.
- Ein Babyfon sollte mindestens drei Meter vom Kind entfernt stehen.
- Klären Sie gegebenenfalls mit einem Elektriker, ob das Leitungsnetz den angeschlossenen „Verbrauchern" angepasst ist. (Gerade Altbauwohnungen stehen oft buchstäblich „unter Strom".)
- Sofern Sie, zum Beispiel am Arbeitsplatz, elektromagnetischen Einflüssen nicht entgehen können, sorgen Sie für Ausgleich durch Kontakt zur Natur und zur Erde (Gartenarbeit, Sport mit Bodenberührung).

Überblick über mögliche Störquellen, nach denen gegebenenfalls zu suchen wäre:

DECT-Telefone – Mobilfunk – Fernsehgeräte – Computer – Musikanlagen – Lautsprecher – Antennenanlagen – Radiowecker und elektrische Wecker – Babyfon – Transformatoren (Halogenlampen!) – Leuchtstofflampen – Starkstromleitungen – Ringleitungen – Sicherungskästen – Nachtspeicheröfen – Fußbodenheizung – Heizungsanlagen – Dimmer – Heizkissen und Heizdecken – Bettmotoren – Rufanlagen jeder Art – laufende Motoren jeder Art – Kühlaggregate

Symptomatische Hilfestellung

Es gibt Situationen, in denen eine technische Störfeldbelastung kurzfristig nicht sinnvoll behoben werden kann. So zum Beispiel, wenn eine (bauliche) Sanierung größere Investitionen beanspruchen würde oder wenn ohnehin ein Umzug bevorsteht. In diesen Fällen (nicht *statt* Sanierung!) ist es hilfreich, das Homöopathikum *Arsenicum album* D30 einmal wöchentlich oder D200 einmal monatlich zu verabreichen. Natürlich werden hierdurch nur organische Auswirkungen (vorübergehend?) korrigiert, die Störfelder werden dadurch nicht unwirksam. (Es nützt also nichts, *Arsenicum album* etwa auf den laufenden Fernseher zu legen …!)

Warum gerade *Arsenicum album*? – Beim Testen hat sich mehrmals dieses Mittel für Patienten mit sehr unterschiedlichen Erkrankungen ergeben, die nur *eine* Gemeinsamkeit aufwiesen, nämlich eine externe energetische Belastung. Wenn Sie die homöopathische Charakteristik des Mittels nachlesen, finden Sie es wirksam bei allen Symptomen, wie sie besonders typisch durch Elektrostress ausgelöst werden: Kopfschmerzen, Migräne, Neuralgien, diverse Augensymptome, Überempfindlichkeit gegenüber Licht und Geräuschen …

Und zu guter Letzt noch zwei überraschende Begebenheiten zum Thema Elektrostress:

Was ein Umzug ans Licht bringen kann

Das Ehepaar T. war seit Längerem bei mir in Behandlung; er litt an Bluthochdruck und dem Gefühl andauernder Spannung, sie an Diabetes mellitus und vielfältigen nervösen Störungen. Beide machten gute Fortschritte durch Aufarbeiten psychischer Faktoren und durch Sanieren funktioneller Störungen. Aber ein Rest an Beschwerden blieb. Der Test hatte immer wieder auf Störfelder verwiesen, die Skizze der Wohnung ergab nichts Brauchbares, wir hatten diesen Punkt dann vernachlässigt, weil beide sich nicht für die Beauftragung eines

Baubiologen entscheiden konnten, und für einen Hausbesuch war die Entfernung zu weit.

Harte Zeiten hatten wir gemeinsam zu bewältigen, als es um einen plötzlich anstehenden Umzug ging, der zudem noch erheblichen Stress verursachte wegen der Terminierungen mit Handwerkern. Danach sah ich beide lange nicht. Bei einem Termin nach mehreren Monaten kam mir Herr T. freudestrahlend entgegen, um sich aus meiner Behandlung zu verabschieden: Seit sie in der neuen Wohnung lebten, ging es ihnen beiden hervorragend, so wohl hatten sie sich seit Jahren nicht gefühlt. Ob das wohl daran liegen konnte, dass direkt neben dem Haus, in dem sie zuvor gewohnt hatten, eine Hochspannungsleitung verlief …?

Es kann aber auch ganz anders laufen:

Wenn es an Erdung mangelt

Eine junge Frau, Barbara L., kam wegen ständiger Infekte zu mir. Neben funktionellen Belastungen, die wir ausleiteten, spielten externe Störfelder eine bedeutende Rolle. Die Elektroanamnese ergab keine klaren Hinweise, sodass sie sich entschloss, einen mir bekannten Baubiologen um Rat zu fragen. Er untersuchte gewissenhaft ihre Wohnung – und zum ersten Mal in der Zeit unserer Zusammenarbeit *widerlegte* er meine Ergebnisse: Er fand keinerlei Störung im Wohn- und Schlafbereich!

Da die Patientin jedoch vom Testergebnis überzeugt war, bat sie den Baubiologen, sich auch noch ihr Büro anzusehen. Sie leitete ein Reisebüro in einem großen Bürokomplex. Das Ergebnis war eine extreme Belastung des Arbeitsplatzes, wesentlich stärker, als es allein durch die Auswirkung der zahlreichen

Computer zu erwarten war. Sie saß in ihrem Büro sozusagen auf einem „elektrischen Stuhl"! Der Baubiologe riet dringend dazu, umgehend einen Elektriker zu konsultieren. Als Frau L. dem Vorschlag nachkam, wurde sie etwas mitleidig belächelt. Da sie jedoch auf einer Untersuchung bestand, kam der Elektriker ihrem Wunsch nach. Kurze Zeit später erstattete er Bericht – kreidebleich. Er ordnete an, dass in diesem Gebäude vorübergehend keine elektrischen Geräte betrieben werden durften: Die gesamte Elektroinstallation des Gebäudes war nicht geerdet!

Solche Erlebnisse sind für mich als Ärztin „Geschenke", bei denen ich mir ein inneres Schmunzeln nicht verkneifen kann. Gibt es stimmigere Belege?

* * *

Wenn der energetische Fingermodus schwach testet (wenn der Muskel also beim Kontakt Daumen–Kleinfinger in Bezug auf eine Gesundheitsstörung nachgibt), werden Sie üblicherweise auf die oben beschriebenen Störfelder stoßen: Narben, Zähne, Elektrosmog, eventuell auch auf geopathogene Zonen. Damit ist dieser Bereich jedoch keineswegs erschöpft. Falls keine von diesen häufigen Störungen angezeigt wird, müssen (heute in zunehmendem Maße) *weitere energetische Einflüsse* in Betracht gezogen werden. Dazu gehören Schall (Lärm, aber auch Ultraschall), Farben, Licht, esoterische Artikel und manches mehr. Dieser Bereich des Energetischen erfordert noch reichlich Klärung und Erforschung und kann hier nicht umfassend ausgelotet werden. Meine Hinweise mögen Sie zunächst einfach dafür sensibilisieren, gerade in diesem noch wenig erforschten Bereich aufmerksam und offen zu sein für weitere Erkenntnisse. (Einen spannenden Fall aus der Praxis zur Wirkung von Farbe finden Sie weiter unten im Kapitel „Heilungsgeschichten" – unter dem Titel „Wie ausgewechselt".)

Ihnen ist sicherlich nicht entgangen, dass die Ursachenkategorie „energetische Störungen" hier mehr Raum bekommen hat als die anderen. Das bedeutet keinesfalls, dass die übrigen Bereiche wie chemische Einflüsse oder psychische Anteile weniger wichtig wären. Im Gegenteil, ich habe ja bereits darauf hingewiesen, dass eigentlich jede Art von Gesundheitsstörung einen seelischen Aspekt aufweist und dass bei den meisten auch eine Fehlsteuerung im Stoffwechsel beteiligt ist. Doch braucht es, um in diesen Kategorien mit den Patienten weiterzuarbeiten, entweder eine vertiefte Kenntnis der Materie (Psychotherapie oder spezifische Ausleitungsverfahren), die im Rahmen dieses Buches nicht vermittelt werden kann, oder man kann schon mit den von mir angesprochenen allgemeinen Mitteln einem großen Teil der Patienten gerecht werden. In Bezug auf die energetischen Komponenten hingegen würde man als Therapeut eher ratlos zurückbleiben, wenn man so gar keine Vorstellung damit verbinden könnte. Hier lohnt sich also eine etwas ausführlichere Darstellung, weil Sie als Therapeuten schon aus den hier vermittelten Kenntnissen direkte Konsequenzen ziehen können.

Die Gewichtung der Krankheitsursachen

Kommen wir nun noch einmal in allgemeiner Form zurück zum Nachweis solcher individuell pathogenen Einflüsse beim Patienten. Vielleicht wundert es Sie, dass dabei – zumindest in der Auswahl meiner Praxisbeispiele – so oft nur eine einzelne Ursache ausschlaggebend gewesen sein soll. Das ist selbstverständlich nicht immer der Fall (darauf gehe ich noch ein), aber erstaunlich oft. Zumindest habe ich die Erfahrung gemacht, dass häufig ein einzelner Punkt relevant der Gesundung im Wege steht – oder zumindest eine sehr kleine Anzahl von Faktoren. Offenbar gibt es *einen* entscheidenden Faktor, der sozusagen den „größten Brocken" ausmacht. (Manche Therapierichtungen sprechen hier vom „Heilhindernis".) Und offenbar kann man, wenn dieser Brocken aus dem Weg geräumt ist, den Rest überwiegend dem Selbstheilungssystem des Organismus überlassen.

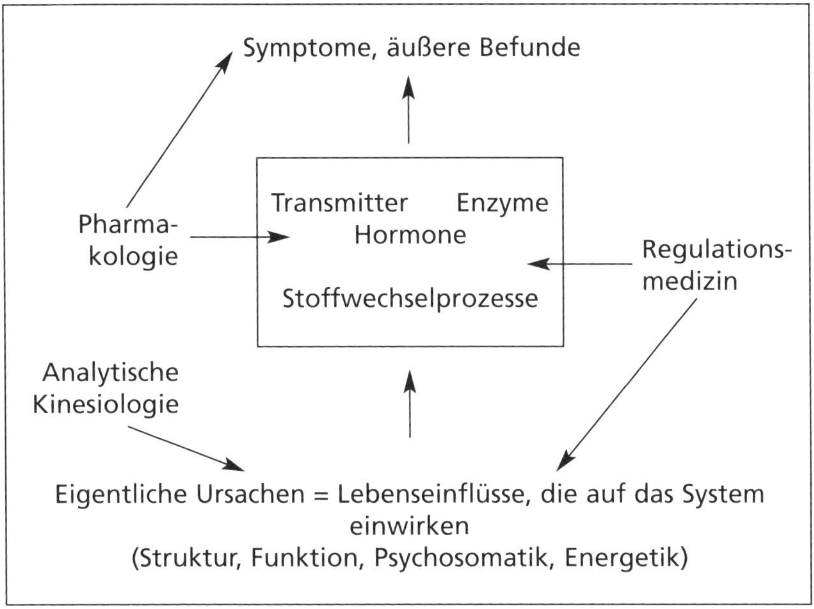

Die Blackbox und ihr Umfeld

Damit Sie diese Sichtweise nicht (wegen des Verdachts naiver Simplifizierung) von vornherein verwerfen, möchte ich diesen Heilungsansatz – auch mithilfe der hier abgebildeten Grafik – näher erläutern und veranschaulichen:

Der überwiegende Teil der Heilkunde – sei sie schulmedizinisch oder komplementärmedizinisch – widmet sich Prozessen, die sich *innerhalb* des Organismus (sozusagen in der „Blackbox") abspielen: Hier werden Vorgänge *im Körper* analysiert, Reaktionsketten unterbrochen, Stoffe zugeführt oder es wird auf andere Weise direkt innerhalb der Blackbox eingegriffen. Die analytische Kinesiologie führt aber zu Faktoren, die das eigentlich funktionstüchtige Körpersystem durch einen *Außeneinfluss* gestört haben – selbst wenn sich dieser inzwischen *innerhalb* des Körpers verselbstständigt hat. Wenn das, was einmal krank machend in den Organismus hineingetragen wurde, angegangen wird, bleibt es den Selbstheilungskräften überlassen, auf welchem Wege es die Störungen eliminiert, korrigiert und überhaupt die Ordnung wiederherstellt. Und dem Selbstheilungssystem traue ich weit mehr zu als jeder noch so guten medizinischen Intervention!

In diesem Sinne ist es bei diesem Modell nicht wirklich von Interesse, ob etwa eine Transferase ihren Dienst versagt, ob ein Enzym unzulänglich arbeitet oder das Cholesterin erhöht ist. Wir widmen uns vor allem der Einwirkung, die „von unten" kommt, und vertrauen darauf, dass die Blackbox von allein weiß, was mit der Transferase zu tun ist, sodass schließlich „oben" das gewünschte Heilungsergebnis herauskommt.

Ich vermute, das ist für manche Disziplin in der Heilkunde eine ziemlich provokante Sicht, denn damit erübrigen sich möglicherweise etliche Mühen, Details in dieser Blackbox zu erkunden und darauf zu reagieren. Auch das halte ich keineswegs für generell überflüssig – aber bei einem großen Teil von Krankheiten und Beschwerden geht es, wie ich nach 25 Jahren Arbeit mit diesem Ansatz bestätigen kann, wesentlich einfacher:

Zu der jeweiligen Gesundheitsstörung den relevanten *Ursprung* auszuloten und zunächst nur dort mit der Sanierung anzusetzen, das führt bei einem erstaunlich großen Teil der Kranken zu Heilung oder erheblicher Besserung. Die langjährigen Beobachtungen in meiner eigenen Praxis und von Anwendern aus unseren Ausbildungen sprechen sehr dafür, dass dies ein gangbarer und Erfolg versprechender Weg in der Heilkunde sein dürfte – und ich wünsche diesem Ansatz, dass er die Chance bekommt, in größerem klinischen Rahmen geprüft zu werden.

Selbstverständlich bedeutet die Intervention außerhalb der Blackbox nicht, dass es immer nur in *einer* der Ursachenkategorien zu handeln gilt. Gerade bei chronischen oder schweren Erkrankungen wie Krebs, MS, Autoimmunerkrankungen muss in der Regel mehr als ein einzelner Faden verfolgt werden, da wäre in der Tat die Hoffnung auf reine Monokausalität unangebracht. Hier werden in der Regel Ausleitungsverfahren anstehen, geistig-seelische Begleitung wird erforderlich sein, häufig müssen zudem Störfelder behoben werden. Dennoch möchte ich aus Erfahrung sagen, dass die

Summe der jeweiligen „Sanierungsmaßnahmen“ minimalistisch oder zumindest sehr überschaubar bleiben wird.

Und was geschieht beim Muskeltest, wenn es *mehr als einer* Spur zu folgen gilt? – Logischerweise reagieren die Getesteten in solch einem Fall bei *mehreren* Fingermodi mit Nachgeben des Arms. Daraufhin könnte natürlich nach *Gewichtungen* gefragt werden, das heißt, per Dialogtest würde jeder ursächlichen Kategorie ein prozentualer Anteil zugeordnet. Das *kann* man tun, *muss* es aber nicht. Denn wenn der Muskel die Notwendigkeit anzeigt, in *allen* diesen Kategorien tätig zu werden, dann ist es erforderlich, jede der angezeigten Störungen zu verfolgen und zu behandeln.

Wie man im Einzelfall am sinnvollsten vorgeht, bleibt dem Zeitplan und dem Praxiskonzept überlassen. Es liegt nahe, zunächst mit dem Einfacheren zu beginnen – das wäre die Klärung von Störungen in der *Struktur* oder im *energetischen* Bereich; das geht schnell und bringt rasche Rückmeldungen. Die *Biochemie* braucht deutlich mehr Zeit, sowohl im Test wie auch im therapeutischen Prozess, und das wäre für mich der zweite Schritt. Erst wenn diese Schritte getan sind, steht die *seelisch-geistige* Thematik an (– es sei denn, man arbeitet ohnehin mit einem anderen Konzept), insbesondere, weil sie ein Vertrauensverhältnis zwischen Patient und Therapeut voraussetzt.

Allerdings: Sie können den Muskeltest natürlich auch in Ihre Entscheidung über das konkrete Vorgehen einbeziehen und nach den jeweiligen Prioritäten fragen.

Ursache oder Auslöser?

Im gesamten Kapitel über die Ursachenforschung sind wir davon ausgegangen, es gehe vor allem darum, zu einem bestimmten Symptom oder einer schon definierten Krankheit „das Übel bei der Wurzel zu packen“. Manchmal ist es jedoch sinnvoll, beim Tauchen nach der tieferen Ursache eine Zwischenstation einzulegen und zunächst – beziehungsweise parallel – *Auslöser* oder *Verstärker* der Beschwerden ausfindig zu machen. So könnte etwa der Juckreiz einer Neurodermitis sehr rasch gelindert werden, wenn zunächst die Verstärker der Symptome herausgefunden und gemieden würden. Diese Auslöser, meist Nahrungs- oder Körperpflegemittel, sind wohl kaum die *Ursache* für die Entwicklung der Erkrankung, aber jeder Betroffene ist dankbar, wenn durch solch einfache Maßnahmen die Haut weniger juckt und quält.

Allerdings bliebe man auf halbem Wege stehen, wenn man es beim Testen dieser Auslöser beließe, ebenso wie es nur halbe Arbeit wäre, Allergene ausfindig zu machen, statt die Ursache einer allergischen Disposition zu verfolgen. Hinter dem *Auslöser* liegt immer eine grundlegende Ursache, und wenn diese (beispielsweise eine Schadstoffbelastung, ein Störfeld oder ein seelischer Konflikt) behoben wird, werden auch so manche ehemaligen Reizstoffe ihre Wirkung verlieren. Im Testvorgehen bedarf es also wieder der üblichen Vorgabe: „Wir suchen die Kategorie, in der *Verstärker* der Symptome zu finden sind." – Danach zeigen die Fingermodi, wo weiter geforscht werden soll. Meistens finden sich solche Verstärker im biochemischen Bereich, aber es könnte auch sein, dass Elektrostress unmittelbar Symptome verschlimmert, wie ich das bei einigen Patienten mit einer Hirnschädigung erlebt habe.

Eine ähnliche Berücksichtigung verschiedener Ebenen gilt für einige Fälle *struktureller* Schäden. Falls ein Hirntumor die Ursache von Kopfschmerzen sein sollte, müsste der Test unter der Vorgabe „Ursache der Kopfschmerzen" auf die *Struktur* hinweisen. So wichtig es ist, diesen Befund sofort klinisch zu verfolgen, bliebe es auch da unvollständig, wenn wir nicht auch der *Entstehung* des Tumors auf den Grund gehen würden.

Wenn am Ende einer Untersuchung – symptombezogen oder nach komplettem Check-up – im Dialogtest die Aussage bestätigt wird: „Wir haben alles erarbeitet, was bis zu diesem Zeitpunkt für den Heilungsprozess erforderlich ist" (+), und wenn die gegenteilige Aussage negiert wird: „Es fehlt für heute noch etwas Wesentliches" (–), dann können wir mit ruhigem Therapeutengewissen den wohlverdienten Feierabend genießen.

Erfreulicherweise kann zwar vielen Patienten durch die unmittelbare Zuordnung des Symptoms zur Ursache (unter Umgehung aller Inhalte der Blackbox) schnell geholfen werden, aber das gilt nicht für jeden Kranken und für jede Art von Krankheit. Es gibt Situationen, da brauchen wir umfangreicheres Handwerkszeug. Und außerdem dürften Sie bis hierher als gewissenhafter Therapeut möglicherweise so etwas wie eine „gründliche kinesiologische Untersuchung", eine allgemeine Statusaufnahme oder eine Art Check-up vermisst haben. Dem werden wir uns im nächsten Kapitel zuwenden.

Testpunkte und körperliches Check-up

Das umfassende diagnostische System der Kinesiologie arbeitet bevorzugt mit den *Meridianen*, wie sie in der traditionellen chinesischen Medizin beschrieben sind. Das beruht zum einen darauf, dass in der Entstehungsgeschichte der Kinesiologie ja gerade die Verbindung zwischen Skelettmuskeln und Meridianen maßgeblich war; zum anderen drückt diese Sichtweise der Heilkunde ein stärker ganzheitliches Krankheitsverständnis aus als das der westlichen Medizin:Sie setzt bei tieferliegenden Prozessen und Zusammenhängen an als die reine Organ-, Symptom- oder Syndrombetrachtung.

Die traditionelle chinesische Medizin geht von der Vorstellung aus, dass die Lebensenergie, das *Chi,* im Körper in Bahnen verläuft, die als *Meridiane* bezeichnet werden. Auf diesem Weg werden korrespondierende Organe, Drüsen und Strukturen in vorgegebener Folge mit Energie versorgt. Auf diesen Meridianen liegen die *Akupunkturpunkte* (– heute nachweisbar als Zonen veränderten Hautwiderstands), deren Reizung den Energiefluss des jeweiligen Meridians regulieren hilft.

Die klassische Methode des *Touch for Health* nach Goodheart, Thie und anderen testet große rumpfnahe Muskeln, die mit einem Meridian in Verbindung stehen. Will man die Funktion eines solchen Muskels überprüfen, sind jeweils eine definierte Haltung von Armen oder Beinen und eine spezifische Richtung des Drucks auf den Muskel erforderlich; schon leichte Abweichungen davon sind nicht mehr dem gewünschten Muskel und damit dem entsprechenden Meridian zuzuordnen.

Dieses Testverfahren ist aufwendig und bedarf ausdauernder Übung sowie einer fundierten Kenntnis der Anatomie und der einzelnen Testhaltungen. Insbesondere für Orthopäden und Physiotherapeuten kann dies ein ausgesprochen geeigneter Ansatz sein; sie finden reichlich Literatur dazu und Ausbildungsangebote bei Kinesiologen dieser Ausrichtung; hierzu kann ich keine neuen Aspekte beitragen. Für unseren Ansatz der analytischen Kinesiologie möchte ich mit Ihnen andere Wege gehen, die den Muskeltest auch dann nutzen lassen, wenn man sich nicht auf *Touch for Health* spezialisieren möchte.

Das Testen der vielen Muskelgruppen als *Standardmethode* war für mich in der ärztlichen Praxis kaum realisierbar, und zwar unter ganz praktischen Gesichtspunkten: Es ist sehr schwierig, einem Patienten die ständig wechselnden und oft nur subtil unterschiedlichen Haltungen zu vermitteln und dabei ein wirklich sauberes Testergebnis zu erhalten. Zudem ist es recht zeitaufwendig und es war daher in meiner damaligen Hausarztpraxis nicht umsetzbar. Schon der einfache Armmuskeltest wird nicht sofort von jedem verstanden – wie viel schwieriger dürfte es da sein, jede dieser zahlreichen Stellungen bei *Touch for Health* eindeutig zu vermitteln, und wie viel eher treffen wir dabei auch auf anatomische Einschränkungen durch Funktionsstörungen des Skelettsystems, die die Testausführung erschweren ...

Wenn wir beim Armmuskeltest *eine* ausgewählte (letztlich beliebige) Muskelgruppe auf ihre Haltereaktion überprüfen, so ist diese Testhaltung als *generelles* Übersetzungsinstrument für vegetative Informationen zu verstehen. Dabei reagiert der Muskel (dies nur zur Erinnerung) entweder im Sinne einer reinen Reizreaktion oder im Sinne idiomotorischer Programmierung. Der Reiz definiert sich durch das, worauf während des Testens die Aufmerksamkeit gelenkt wird; dies können, wie in früheren Beispielen genannt, Substanzen sein, ebenso verbale Formulierungen, aber auch körperliche „Ankerungen“ wie die Fingermodi als Wegweiser zu den Ursachenkategorien; außerdem natürlich auch eine direkte Berührung der Körperoberfläche (wie Sie es beim Testen gestörter Narben oder Zähne kennengelernt haben). Diesen Zugang macht man sich mit dem Testen der Alarmpunkte der Akupunktur zunutze.

Die Alarmpunkte

Zu jedem Meridian gehört ein sogenannter „Alarmpunkt" an der Körperoberfläche (überwiegend auf der Körpermittellinie gelegen). Dabei handelt es sich allerdings weniger um einen „Punkt", sondern eher um eine Zone von einigen Zentimetern Durchmesser. Diese Zone gilt als *repräsentativ* für den gesamten Meridian.

Wenn Sie den Alarmpunkt eines Meridians berühren und gleichzeitig den Armmuskel als allgemeingültigen Indikator testen, so reagiert der Arm auf diese Fokussierung. Das heißt, falls der Testmuskel während der Berührung des Alarmpunkts *gehalten* werden kann, liegt aktuell keine Störung auf diesem Meridian vor; gibt der Arm nach, zeigt dies eine Belastung des Meridians an. Indem wir unser Verständnis der Idiomotorik hier einbeziehen, können wir unser Vorgehen noch ökonomischer gestalten: Da davon auszugehen ist, dass bei einem Menschen in der heutigen Zeit schon nach wenigen Lebensjahren kaum noch ein völlig *unbelastetes* Organsystem zu finden sein dürfte, geben wir als „Leuchtschrift" für die Untersuchung vor, dass die Alarmpunkte eine Störung nur dann signalisieren, wenn sie für unseren Heilungsansatz *relevant* ist.

Mithilfe der schematischen Übersicht der Meridian-Alarmpunkte und ihrer Lagebeschreibung (vgl. Seite 162–163) können Sie einen Patienten nun analytisch „durchtesten". (Wenngleich ich auch in der Medizin für eine allgemein verständliche Sprache plädiere, ist es manchmal äußerst umständlich, medizinisch feststehende Begriffe zu übersetzen – so auch hier bei den anatomischen Lagebeschreibungen. Da ich davon ausgehe, dass der Test von Alarmpunkten ohnehin nur von medizinisch vorgebildeten Lesern durchgeführt wird, erlaube ich mir in diesem Fall, die Fachbegriffe weitgehend beizubehalten.)

Erster Überblick: Wo liegen Belastungen vor?

- Beginnen Sie, wie es zu jedem Test gehört, mit dem Eichen des Systems, indem der Unterschied von kontrolliertem und entkoppeltem Muskel dargestellt wird, vielleicht mithilfe von *Smilie* und *Heulie*, vielleicht auch nur mit Aussprechen von „Ja" und „Nein".
- Dann berühren Sie der Reihe nach die Alarmpunkte und testen jedes Mal den Arm.
- Notieren Sie die Punkte, bei denen der Arm nachgibt.
- Denken Sie daran, nach einer Negativreaktion vor der nächsten Punktberührung zunächst ein „Reset" zu machen, indem Sie Ihren Patienten noch einmal *ohne* Reiz zum Halten auffordern!

So bekommen Sie innerhalb weniger Minuten eine Übersicht darüber, wo (relevante) Belastungen vorliegen. Solche Belastungen von Meridianen legen zwar Störungen in den zugeordneten Organen nahe, müssen aber keinesfalls für eine manifeste Krankheit sprechen. Wenn man den Meridian als Energie führende Bahn versteht, so kann man sich das jeweilige Organ wie einen „Verbraucher" vorstellen, der zwar unter- oder überversorgt ist (wie bewässerter oder nicht bewässerter Boden), aber noch keinen bleibenden Schaden davongetragen hat. Insofern lässt sich allein an der Schwächung eines Meridians nicht das Ausmaß einer Schädigung ablesen.

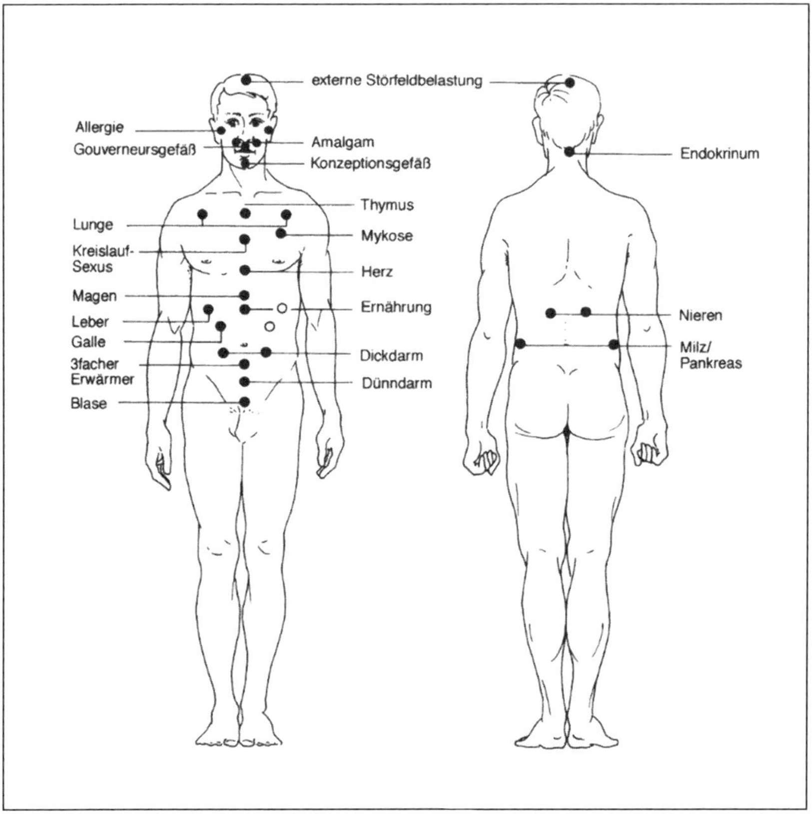

Übersicht der Alarmpunkte und Sonderpunkte

Die Lage der Alarmpunkte

Gouverneursgefäß (steuert übergeordnet alle Yang-Kräfte im Körper): auf der Körpermittellinie, oberhalb der Oberlippe

Konzeptionsgefäß (steuert übergeordnet alle Yin-Kräfte im Körper): auf der Mittellinie, unterhalb der Unterlippe

Lungenmeridian (Zuordnung Lunge, Haut, Nase, Geruchssinn): auf der Hälfte der Verbindungslinie zwischen Axilla und Sternoklavikulargelenk

Kreislauf-Sexus-Meridian (Herzbeutel, Zunge, Blut): auf der Mitte des Brustbeins

Herzmeridian (Herz, Zunge, Blut): an der unteren Spitze des Brustbeins

Magenmeridian (Magen, Brustdrüse, Mund, Bindegewebe): am Epigastrium (unterhalb des Brustbeins)

Milz-Pankreas-Meridian (Milz, Bauchspeicheldrüse, Mund, Bindegewebe): beiderseits in der Axillarlinie, in Höhe des Bauchnabels

Gallenmeridian (Galle, Muskulatur und Sehnen, Auge): beiderseits unterhalb des Rippenbogens, in der Mamillarlinie

Lebermeridian (Leber, Muskulatur und Sehnen, Auge): etwa 3 Querfinger oberhalb des Gallenpunkts, etwas mehr nach außen gelegen

Dickdarmmeridian (Dickdarm, Haut, Nase, Geruchssinn): beiderseits etwa handbreit neben dem Nabel (rechts aufsteigend, links absteigend)

Dreifacher Erwärmer (Schilddrüse, Durchblutung der Körperetagen): 2 Querfinger unterhalb des Nabels

Dünndarmmeridian (Dünndarm, Blutgefäße, Zunge): 2–3 Querfinger unterhalb des Alarmpunkts für den *Dreifachen Erwärmer*

Blasenmeridian (Blase, Knochen, Ohr): auf der Körpermittellinie, direkt oberhalb der Symphyse

Nierenmeridian (Niere, Knochen, Ohr): handbreit nach oberhalb und dorsal vom Milz-Pankreas-Alarmpunkt (am Rippenbogen)

Sonderpunkte:

Thymus: handbreit unterhalb des Jugulums (oberes Ende des Brustbeins)

Externe Störfelder: am Scheitelpunkt des Kopfes

Allergie: beiderseits vor dem Tragus des Ohrs

Amalgam: auf der Mitte der Nasolabialfalte, beidseits

Mykose: am oberen Ansatz des linken Brustmuskels, in der Mamillarlinie

Endokrinum: am Übergang der Hinterhauptschuppe zur Wirbelsäule

Ernährung: etwa 2 Querfinger unterhalb des Alarmpunktes für den Magenmeridian

Durch diese Überprüfung der Meridiane selbst (und nicht ihrer „Versorgungsgebiete“) können wir Störungen schon im *Vorfeld* erfassen, das heißt, solange sie *noch nicht* zu manifesten Symptomen und Befunden geführt haben. (Wenn jemand über längere Zeit regelmäßig größere Mengen Alkohol trinkt, schädigt er damit zweifelsfrei seine Leber. Diese wird trotz alkoholischer Belastung noch lange Zeit hervorragend ihre Dienste tun, die Laborwerte können noch jahrelang normal sein. Dennoch wird niemand abstreiten, dass diesem Organ Schaden zugefügt wird, dass es „belastet“ ist und dass diese Vorlast den Boden bildet, auf dem sich eine Krankheit entwickeln kann.) Insofern eignet sich ein Check-up mit den Alarmpunkten gut als Vorsorgemaßnahme.

Wenn manifeste Krankheit und Meridianbefund nicht notwendigerweise übereinstimmen, heißt dies umgekehrt auch, dass Meridiane beim Testen bereits positiv reagieren können, während manche Beschwerden noch vorhanden sind: Der Nährboden einer Lungenentzündung beispielsweise kann durch optimale Behandlung bereits beseitigt sein, aber der Patient hustet immer noch ... In der Praxis sind solche Befunde für mich immer ein Hinweis darauf, dass alles Notwendige für den Heilungsprozess getan ist und dass das Selbstheilungssystem die Kontrolle wieder übernommen hat.

Die Sonderpunkte

Außer den Alarmpunkten der Meridiane sehen Sie in der bildlichen Darstellung auch einige sogenannte Sonderpunkte, die zum Teil sehr spezifische Informationen vermitteln. Von solchen Sonderpunkten gibt es besonders in der Kinesiologie über die erwähnten hinaus noch eine Vielzahl weiterer. Sie sind sinnvolle Hilfsmittel, aber in meinem Hang zu *ökonomischem* Arbeiten hat mich die große Fülle dieser Punkte eher irritiert. Deshalb habe ich mich entschieden, für meine Praxis (und nur diese Erfahrungen kann ich demnach hier weitergeben) nur solche Punkte in den Muskeltest einzubeziehen, die aus meiner Sicht relevante Hinweise geben. Hierzu gehört allen voran der nachfolgende Sonderpunkt:

Thymusdrüse

Für die ursachenorientierte Heilkunde ist der Thymus ein bedeutendes Organ. Jede Schwächung seines Testpunktes weist auf übergeordnete Störungen hin, ohne dabei Spezifisches auszusagen. Üblicherweise zeigt sich dieser Punkt gestört bei allen Beeinträchtigungen des Immunsystems, seien es chronische Infekte oder Allergien, sowie natürlich bei Autoimmunprozessen (bei Rheuma, MS und vielen anderen), bei Hauterkrankungen wie Neurodermitis, Psoriasis und ähnlichen, bei Krebs, Aids und vielem mehr. *Vorübergehend* kann der Test schon einmal *ohne* manifeste oder latente Krankheit eine Schwächung des Thymus anzeigen; eine *Dauerbelastung* des Thymus geht jedoch immer einher mit organisch nachweisbaren Veränderungen.

Während von ganzheitlich orientierten Therapeuten dieses Organ immer schon als wichtiges übergeordnetes Kontrollorgan verstanden wurde, war es schulmedizinisch lange Zeit umstritten. Ich habe in meinem Studium noch gelernt, dass die Thymusdrüse nach der Pubertät überflüssig sei und deshalb verkümmere! Diese Hypothese war aus Dokumentationen von Leichenschauen entstanden, da man bei jungen Menschen in der Regel noch eine vollständige Anlage dieser Drüse fand, bei alten Menschen normalerweise nicht mehr. Neuere Untersuchungen – die uns jedoch nicht an der Universität vermittelt wurden – lassen einen anderen Zusammenhang vermuten: Plötzlich Verstorbene ohne chronische Erkrankung (Tod durch Unfall oder Krieg) wiesen eine größere Thymusdrüse auf als Gleichaltrige, die an einer Krankheit verstorben waren. Demnach scheint sich dieses Organ eher durch Belastungen zu „verbrauchen“, als dass es überflüssig wird.

Rehabilitiert wurde die Thymusdrüse durch Forschungen zum Immunsystem, wie sie im Zusammenhang mit HIV-Erkrankungen stattgefunden haben. Da bestätigte sich nämlich, dass die sogenannten T-Zellen erst in einer Passage durch die Thymusdrüse aktiviert werden, und das heißt: Ohne die Thymusdrüse gibt es kein intaktes Immunsystem!

Weitere Sonderpunkte

Der Punkt *Störfelder* (Scheitelpunkt des Schädels) signalisiert, dass das elektrische System des Organismus durch äußere Einflüsse irritiert wird, und zwar in einem Maß, das die Gesundheit schädigt.

Der Punkt *Endokrinum* weist auf Störungen im Hormonsystem hin. Er ist nicht spezifisch für ein bestimmtes Hormon, sondern gibt eine übergeordnete Information, die weiter abgeklärt werden muss.

Der Punkt *Allergie* zeigt bei Schwächung des Testmuskels an, dass eine allergische Disposition des Organismus vorliegt, gibt aber ebenfalls keine konkreteren Auskünfte, auch nicht über die Symptomatik der Allergie.

Eine Schwäche des Punktes *Mykose* lässt den Rückschluss auf eine zu diesem Zeitpunkt aktive Pilzerkrankung zu.

Der Punkt *Ernährung* reagiert schwach, wenn die Ernährung einen wesentlichen Anteil an einem krank machenden Ungleichgewicht des Organismus hat.

Der Punkt *Amalgam* zeigt eine toxische Belastung mit Schwermetallen an, wie sie typischerweise im Zahnfüllungsmaterial Amalgam vorkommen.

Alternative Untersuchungssysteme

Die Alarmpunkte bieten ein einfaches, schnell erlernbares Raster, mit dem nach der Lokalisation von Störungen fahnden kann. Dabei ist die Entscheidung *willkürlich*, gerade mit diesem Schema zu testen. Das lässt Ihnen auch die Freiheit, mit einem anderen Bezugssystem zu arbeiten, das Ihnen vielleicht schon vertraut ist. Allein in der Akupunktur gibt es diverse topografische Ansätze, neben der *klassischen* Akupunktur entlang der Meridiane noch die Ohrakupunktur und andere. Wir könnten also, sofern das günstig erscheint, auch einen Referenzpunkt am Ohr berühren und den Arm testen. Wir müssten dasselbe Ergebnis erhalten wie beim Alarmpunkt. Ebenso spricht nichts dagegen – eventuell zusätzlich zu den Alarmpunkten –, die Testpunkte der Elektroakupunktur nach Voll einzubeziehen; damit werden noch weitergehende Aussagen möglich: über bestimmte organische Strukturen wie Haut, Gelenke, Bindegewebe, Nerven ...

Mit vergleichbaren Ergebnissen können Sie auch dann rechnen, wenn Sie beispielsweise über Reflexzonen testen, die sich an den Hand- und Fußflächen befinden. Auch dort gilt: Sie berühren die Zone und testen den Arm als Indikator. Eine Schwächung weist darauf hin, dass das zugehörige Organ belastet ist.

Der Zonentest

In gleicher Weise lassen sich auch unmittelbar Zonen testen, die lokal geschädigt sind, wie eine Wunde, eine Hautveränderung oder dergleichen. Diese sogenannte „Da-wo's-Methode" (= „da, wo es weh tut" oder „da, wo es liegt") leistet in vielen Situationen hervorragende Dienste, auch wenn wir dabei keinen Bezug zu einem Meridiansystem herstellen. Mit ihr lassen sich unter anderem Einzelorgane herausgreifen, sofern sie über eine typische Region zugänglich sind: Beispielsweise ist die Schilddrüse zu testen, indem die Fingerspitzen oberhalb der Verbindung von Brust- und Schlüsselbein aufgelegt werden; den Blinddarm finden wir repräsentiert am McBurney-Punkt, der auch für die medizinische Untersuchung des Blinddarms typisch ist; für die Nasennebenhöhlen ist der medizinische Druckpunkt unterhalb der Jochbeine ebenfalls identisch mit dem Testpunkt. Entsprechendes „Da-wo's-Testen" ist uns schon begegnet beim Überprüfen von Narben oder Zahnherden.

Gute Dienste leistet der Zonentest auch in der Orthopädie, wo die Meridianzuordnung der einzelnen Gelenke und Wirbelsäulenabschnitte eher ein Umweg wäre. Hier bietet es sich an, zum Beispiel die Segmente der Wirbelsäule oder einzelne Gelenke zu berühren und dabei den Muskeltest auszuführen.

Zu guter Letzt: Anatomische „Rasterfahndung"

Was Sie bereits bei der Suche nach hilfreichen oder optimalen Therapiemaßnahmen kennengelernt haben, können wir gleichermaßen auf die Diagnostik wenden: den verbalen Rastertest. Im Sinne dessen, dass der Organismus selbst „weiß“, wo Störungen lokalisiert sind, kann seine Information auch via Idiomotorik ins Bewusstsein und in die Sprache übertragen werden.

Praktisch bedeutet dies, die Meridiane beziehungsweise Organe verbal aufzurufen und aus der Reaktion des daraufhin getesteten Armmuskels Schlüsse zu ziehen. Also:

- „Herzmeridian“ benennen
- dann testen
- gehaltener Arm = keine Störung
- nachgebender Arm = Störung liegt vor

Dasselbe gilt natürlich auch für das Organ als solches, also: „Herz“ benennen – testen – Armreaktion registrieren.

Sie können sogar bis in die feinsten Organstrukturen differenzieren: Herzklappen – Herzmuskel – Herzkranzgefäße – Herzbeutel, Reizleitungssystem usw. Ich kenne einen Kardiologen, der genau das in seiner Klinik probiert und dann mit den konventionellen Untersuchungen überprüft hat – mit durchgängiger Bestätigung seiner Testergebnisse!

Das klingt verführerisch einfach, doch sollte es niemanden dazu verleiten, jetzt mal eben nach einem Anatomiebuch „draufloszutesten“. Entsprechende Kompetenz und Kenntnisse vorausgesetzt, spricht jedoch nichts dagegen, auch dies als einen praktikablen Untersuchungsweg zu betrachten.

Wie sich die Bausteine zusammenfügen

Bis hierher haben wir – mit „freundlicher Unterstützung“ durch den Muskeltest – einige Strukturen erarbeitet, die eine wirksame Heilkunde überschaubar und überzeugend darstellen sollten:

- die Reaktion des Muskelsystems auf Reize unterschiedlicher Art,
- den Muskeltest-Dialog mit Unterbewusstsein bzw. vegetativem Nervensystem,

- den Rastertest, um Substanzen und verbale Suchregister ökonomisch nach bestimmten Suchkriterien zu durchforsten,
- die Zuordnung von Symptomen zu ihren Ursachen durch Fingermodi und zuletzt
- verschiedene Systeme für ein körperliches Check-up.

Wenn ich im Folgenden einzelne Bausteine davon zusammenfüge, dann verwende ich aus dem vorgestellten Check-up nur die Alarmpunkte. Sofern Sie anders arbeiten möchten, können Sie meine Aussagen analog auf Ihre Arbeitsweise übertragen.

Nach einem generellen Check-up, das vermutlich mehrere geschwächte Meridiane identifiziert, stellt sich folgerichtig für die einzelnen Schwachpunkte wieder die Frage nach dem „Wodurch". Das heißt, wie schon am Symptom selbst demonstriert: Wir können bei fast jedem dieser gestörten Punkte der Ursache seiner Störung nachgehen. Die Beschränkung auf *fast* jeden Punkt erwähne ich, weil es unsinnig wäre, beispielsweise dem geschwächten *Amalgampunkt* eine noch tiefere Ursache zuzuordnen, oder auch dem Testpunkt, der eine *elektromagnetische* Exposition anzeigt. Aber bei jeder Meridianstörung oder auch bei Hinweisen auf Allergie, Thymusschwächung, Mykose, endokrine Störung über die Sonderpunkte bietet es sich natürlich an, mit den Fingermodi hinter diese Störungen zu schauen.

Praktisch lässt sich das durchführen, indem zusätzlich zur Berührung eines Alarmpunktes parallel die Fingermodi nacheinander getestet werden. Da die Reaktionsweise des Testmuskels von unserer Vorgabe – also idiomotorisch – bestimmt wird, bedarf es einer Vorabdefinition, wie sich das Muskelsystem verhalten soll. Sinnvoll finde ich, immer wieder bei dem Prinzip zu bleiben, dass der Muskel die *Störung* anzeigt, also dass der Arm *nachgibt*, wo auf eine ursächliche Störung hingewiesen wird, und dass er *hält*, wo die jeweilige Kategorie *keine* ursächliche Störung beiträgt. Zwar gibt es auch Anwender des Muskeltests, die nach *dem* Muster testen, dass der „störende" Fingermodus den geschwächten Alarmpunkt immer ausgleicht, doch plädiere ich dafür, zur Entlastung des Denkens möglichst immer nach demselben Schema zu verfahren. Denn wenn wir die Fingermodi einem benannten *Symptom* zuordnen und nicht einem Testpunkt (siehe weiter oben), ist die *Schwächung* des Muskels im *gestörten* Modus naheliegend; dies beim Alarmpunkt „andersherum“ zu definieren, würde mich persönlich eher irritieren.

So kann sich eine komplette Rundum-Untersuchung äußerst komplex gestalten. Und es ist in manchen Fällen auch sinnvoll, in dieser gründlichen Weise zu untersuchen. Das gilt in allererster Linie für Kranke, deren Immunsystem so massiv beeinträchtigt ist, dass es sich auch bei Beseitigung relevanter Störeinflüsse nicht gleich wieder selbst helfen kann. Dies betrifft vor allem schwerwiegende Krankheiten, die schon weit fortgeschritten sind. Wer beispielsweise eine Chemotherapie auf sich nehmen muss, der erlebt sowohl durch die Grunderkrankung wie auch durch die Therapiemaßnahme selbst ein so massives Ungleichgewicht in seinem Körper, dass es mit ein wenig Störfeldsanierung und zwei Nosoden nicht getan ist. Hier bedarf es einer sauberen umfassenden Systematik, die alle Störungen im Organismus auffängt und ihnen Heilsames entgegensetzt. Lassen Sie sich dabei vom Muskeltest führen!

Übrigens möchte ich durch meinen Hinweis auf den einfacheren Weg direkt vom Symptom zur Ursache (unter Umgehung sonstiger Bestandsaufnahmen) niemanden davon abhalten, bei jedem Rat suchenden Patienten eine kinesiologische Gesamtuntersuchung zu machen. Ich habe das in meiner Arbeit im Laufe vieler Jahre als selten notwendig erlebt, und außerdem hätte ich in meiner Landarztpraxis bei dem zu einer Generaluntersuchung erforderlichen Zeitaufwand vermutlich deutlich weniger Patienten helfen können als mit meinem „Direktdurchlauf“. Hier ist kluges Abwägen dessen gefragt, was verantwortbar ist, aber auch, welche Arbeitsweise dem jeweiligen Therapeuten näher liegt.

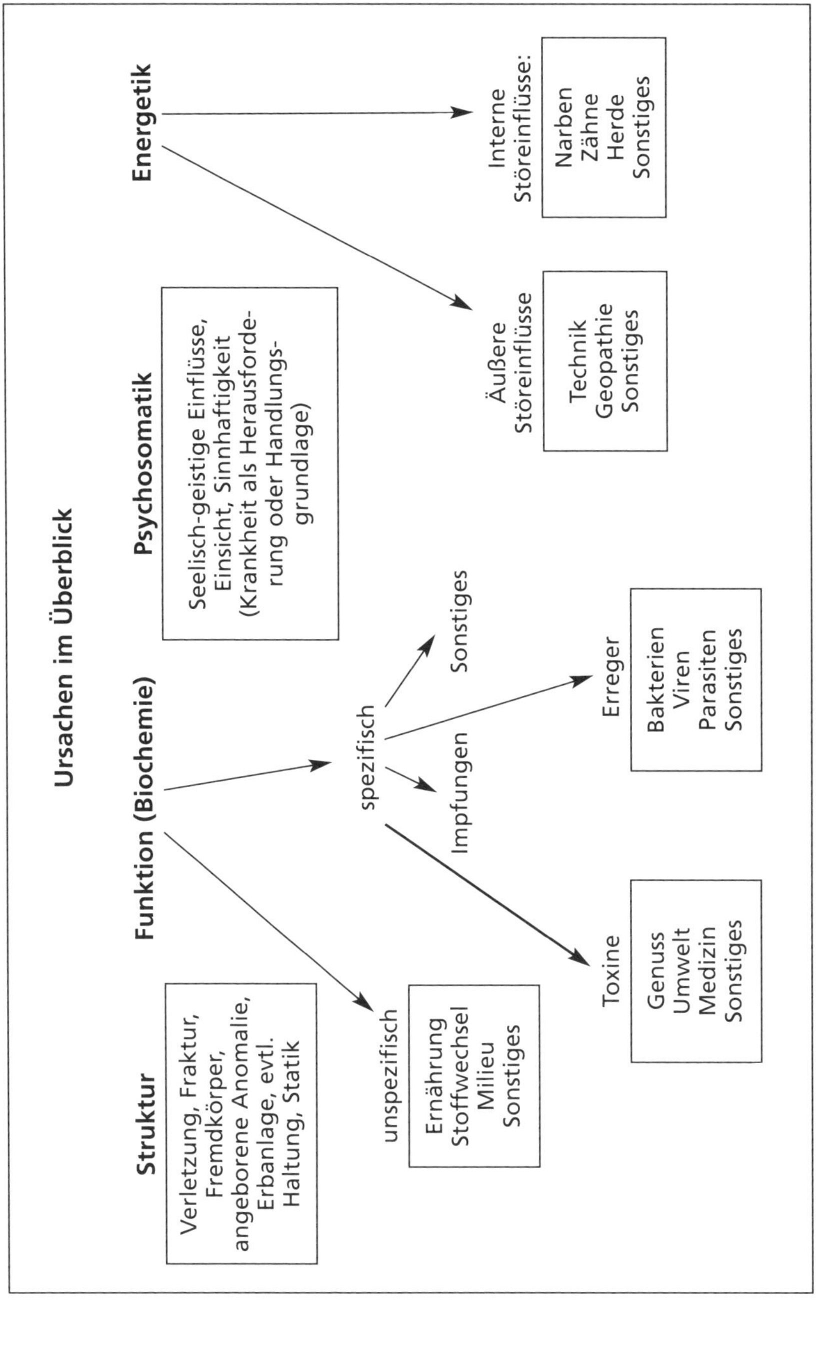
Ursachen im Überblick
Struktur
Verletzung, Fraktur, Fremdkörper, angeborene Anomalie, Erbanlage, evtl. Haltung, Statik
Funktion (Biochemie)
unspezifisch
Ernährung
Stoffwechsel
Milieu
Sonstiges
spezifisch
Toxine
Genuss
Umwelt
Medizin
Sonstiges
Impfungen
Erreger
Bakterien
Viren
Parasiten
Sonstiges
Sonstiges
Psychosomatik
Seelisch-geistige Einflüsse, Einsicht, Sinnhaftigkeit (Krankheit als Herausforderung oder Handlungsgrundlage)
Energetik
Äußere Störeinflüsse
Technik
Geopathie
Sonstiges
Interne Störeinflüsse:
Narben
Zähne
Herde
Sonstiges

Die Wirkung von Substanzen auf Alarmpunkte

Das Potenzial der Testpunkte ist mit dem möglichen Check-up noch nicht ausgeschöpft. Über den Nachweis einer Störung hinaus lässt sich anhand der geschwächten Punkte sehr überzeugend prüfen, ob eine ausgetestete Arznei tatsächlich heilkräftig ist. Selbstverständlich können Sie das auch mit dem Dialogtest klären, aber gerade für Patienten ist es ausgesprochen eindrucksvoll, die Wirkung mit den Testpunkten zu demonstrieren. Dazu reichen in der Regel einzelne exemplarische Testpunkte aus, zum Beispiel der Thymus- oder der Allergiepunkt: Stellen Sie sich das Erstaunen vor, wenn diese beiden Punkte den Patienten beim Berühren zunächst die Muskelkontrolle verlieren lassen, wenn dann aber – etwa bei Kontakt mit einer Nosode – der Arm bei derselben Berührung problemlos gehalten werden kann! Wenn Sie das noch ein- oder zweimal wiederholen, sodass dieser Effekt auch in seiner Aussagekraft voll und ganz wahrgenommen wird, dann wird der Patient zu den notwendigen therapeutischen Maßnahmen vermutlich besonders motiviert sein.

In diesem Sinne könnte man sogar fordern, dass ein Therapiemittel (oder auch die Kombination von mehreren) erst dann als idealer Behandlungsansatz betrachtet werden sollte, wenn es den zugehörigen geschwächten Alarmpunkt (und selbstverständlich auch den entsprechenden Fingermodus) ausgleicht.

Wenn sich die *positive* – ausgleichende – Wirkung einer Substanz auf diesem Weg gezielt nachweisen lässt, gilt das selbstverständlich auch für *negative* Nachweise. Das ergibt allerdings nur begrenzt Sinn, denn was ein einzelnes Organ schädigt, das schädigt letztlich den gesamten Körper. Allerdings gibt es da eine Ausnahme: den Substanztest am Thymuspunkt.

Da die Thymusdrüse, wie erwähnt, der hochsensible Wächter unseres Immunsystems ist und den Organismus vor eindringenden Schäden jeder Art bewahren soll, wird dieser spezielle Test in der Kinesiologie häufig als „Seismograf“ beim Substanztest genutzt. Wenn man von der Grundfunktion des Muskeltests als Reaktion auf einen Reiz ausgeht, wird der Kontakt beispielsweise mit einem nicht besonders gesunden Nahrungsmittel (vielleicht Schokolade? Oder ein Glas Rotwein?) nicht unbedingt Alarm auslösen, weil eine kleine Menge durchaus toleriert wird. Wird die Testsubstanz jedoch auf die Thymusregion gehalten, gibt der getestete Arm nach, da die Mittel vom *Thymus* besonders kritisch „unter die Lupe genommen" werden.

Da ich zunehmend nach dem Prinzip der Idiomotorik arbeite, mit deren Hilfe ich von vornherein nach gewünschten Kriterien selektieren kann, bin ich von dieser Art der Substanztestung inzwischen allerdings immer mehr abgekommen. Entscheiden Sie selbst, wie Sie für sich und Ihre Patienten am stimmigsten arbeiten können!

Teststrategie für ein Fallbeispiel

Lassen Sie uns zur Abrundung dieses Praxisteils des Buches einen konstruierten Praxisfall zusammenfassend betrachten:

> Ein Patient mit einer unklaren Autoimmunerkrankung, die sich in unterschiedlichsten Symptomen ausdrückt, kommt zu Ihnen; entsprechende Verdachtsmomente sind durch viele klinische Untersuchungen belegt. Sie haben heute zwanzig Minuten Zeit für den Patienten.

Nichts spricht dagegen, ihm einen „Schnelltest" (vgl. S. 174) anzubieten – für einen ersten Zugang zu den Krankheitsursachen.

Schnelltest und weitere Schritte:

- Zunächst machen Sie die **verbale Vorgabe:** „Wir wollen die Ursachenkategorien feststellen, auf deren Boden die Autoimmunerkrankung entstanden ist."
- Dann testen Sie die **Fingermodi** durch. (Alternativ könnten Sie dasselbe für jedes einzelne Symptom durchführen und müssten in der Summe auf dieselben Belastungen kommen.)
- Hier finden Sie heraus, dass **drei Modi beeinträchtigt** testen: diejenigen für die Biochemie, für die seelischen Hintergründe und für ein energetisches Störfeld von außen. (Schon an dieser Stelle können Sie dem Patienten konkrete Perspektiven in Aussicht stellen, indem Sie in Kürze die drei „roten Fäden" erklären, die nun zu verfolgen sind. Der sinnvollste Einstieg bietet sich bei den Störfeldern an, weil sie am schnellsten zu klären sein dürften.)
- Dann sollten Sie einen weiteren (kürzeren) Folgetermin vereinbaren: für die **Elektroanamnese**.
- Hierzu könnte der Patient eine **„Hausaufgabe"** mitbekommen, indem Sie ihm mitteilen, worauf es bei der Störfeldsuche ankommt, und ihn beauftragen, einen **Grundriss** seiner Wohnung anzufertigen – mit Lokalisierung aller technischen Geräte, besonders im Schlafbereich.
- Wenn sich bei diesem zweiten Termin rasch herausstellt, was als entscheidende Störquelle zu vermuten ist, und wenn daher ein Auslassversuch naheliegt, können Sie je nach verfügbarer Zeit bereits damit beginnen, die **biochemische Sanierung** anzugehen. (Anderenfalls verschieben Sie das auf einen etwas ausgedehnteren Termin.)
- Dazu bietet sich aufgrund der komplexen Erkrankung auch ein **Check-up über die Alarmpunkte** (in Kombination mit dem Überprüfen der Fingermodi) an, insbesondere, um den Heilungsverlauf zu „objektivieren", oder auch, um differenzierter nachzuvollziehen, inwieweit die nun auszutestenden begleitenden Arzneien die gestörten Punkte tatsächlich ausgleichen.

- An dieser Stelle könnte der **Rastertest** zur Auswahl der Therapiemittel infrage kommen, eventuell unter Zuhilfenahme von **Testkästen**.
- **Eine weitere „Hausaufgabe"** an den Patienten wäre nun – wie schon beim ersten Testlauf angesprochen – die Frage, welche Rolle das **Seelenleben** bei diesem Krankheitsgeschehen spielen könnte.
- Vielleicht bieten Sie ihm einen weiteren Termin für ein **Gespräch** an, um gemeinsam mit ihm herauszufinden, welcher Lebensbereich oder welche Konflikte ihm dauerhaft Stress bereiten.
- Hieraus dürfte sich dann ergeben, ob Sie selbst die **weitere psychologische Begleitung** übernehmen oder den Patienten eventuell an einen Psychotherapeuten empfehlen.

Sie sehen, es gibt eine Reihe von Einzelschritten, die nicht alle in einer einzigen Sitzung untergebracht werden müssen – das ist für Therapeut und Patient entlastend. Und mit jedem Einzelschritt ist auch ein Innehalten verbunden: Inwieweit sehen Sie sich selbst für weitere Klärungen als kompetent an und was würden Sie lieber in Kooperation mit anderen Fachkräften verfolgen (lassen)? Das heißt, in das Neuland jeder Ursachenkategorie können Sie sich langsam vorarbeiten; sinnvoll ist aber auf jeden Fall, mit anderen Therapeuten vernetzt zu sein, auf die Sie gezielt zurückgreifen können, wenn Ihr Kompetenz- oder Interessenbereich überschritten ist. So brauchen Sie Baubiologen, die ihr Fachwissen zu externen Störfeldern beisteuern; Zahnärzte gehören immer ins Team und für Nosoden und spezifische Ausleitungen finden Sie gegebenenfalls Rat oder Ergänzung bei Therapeuten, die mit EAV, Bioresonanz und Ähnlichem arbeiten, aber auch bei Firmen, die gelegentlich entsprechende Fortbildungen anbieten.

Auch wenn Sie nun eine ausgesprochen komplexe Durchuntersuchung bis zu allen mitwirkenden Grundstörungen durchgeführt und einen umfassenden, kompletten Behandlungsplan erstellt haben, dürften nicht mehr als drei überschaubare Konsultationen nötig gewesen sein – wenn es schwieriger war, vielleicht auch vier. Ist es also – verglichen mit dem Aufwand sonst üblicher Untersuchungen – nicht eine lohnenswerte Option, es einmal mit dem Muskeltest zu versuchen?

Im nächsten Kapitel biete ich Ihnen ein kleines Kaleidoskop einiger typischer oder besonders bemerkenswerter Fälle, einiger „Highlights“ und Überraschungen aus meiner Praxis, die Ihnen noch ein wenig mehr Vorgeschmack für die Arbeit mit der analytischen Kinesiologie geben mögen. Je mehr Sie „geschnuppert“ haben, desto besser dürften Sie beurteilen können, ob es Sie in diese Richtung zieht.

Ob überraschende Erfolgserlebnisse oder Fleißarbeit: Ich habe meinen Weg mit dem Muskeltest nie bereut, auch nicht den etwas waghalsigen Sprung, als ich 1993 aus dem Kassensystem ausgestiegen bin und mich nach ausreichender Erfahrung mit der ursachenorientierten Heilkunde in der Privatpraxis darauf spezialisiert habe (und auf die Ausbildung anderer Anwender). Ich habe auch schon in meiner Landpraxis mit viel Begeisterung und Erfolg den Muskeltest integriert und ich sehe das Arbeitssystem mit Testraster oder die Zuordnung zu Ursachenkategorien durchaus als kompatibel an mit der alltäglichen Praxisbelastung: Nach anfangs etwas erhöhtem Zeiteinsatz wird der Test bald zur „Routine“; größere Untersuchungen bleiben ohnehin eher Einzelfällen außerhalb der allgemeinen Sprechstunde vorbehalten.

Für mich kann es in meiner Begleitung von Patienten keine größere Freude geben, als sie gesunden zu sehen. Vermutlich stellen Sie sich die berechtigte Frage, ob man solche Erfolge wirklich belegen und statistisch erfassen kann. Da muss ich Sie enttäuschen, wenn Sie an Feldstudien und Signifikanzen denken. Aber wenn Sie meine Einschätzung als Ärztin mit solider medizinischer Erfahrung gelten lassen sowie die Aussagen anderer Anwender dieses Untersuchungssystems, so möchte ich nach 25 Jahren analytischer Kinesiologie in der Bilanz sagen, dass der Heilungserfolg erstaunlich ist (insbesondere gemessen am Aufwand!). Das betrifft vor allem chronische Krankheiten und unklare Beschwerde- und Symptombilder, aber auch manche „austherapierten“ Fälle. Ich will hier nicht mit eindrucksvollen Zahlen prunken, zumal sie ohnehin nur geschätzt sein könnten. Aber generell liegen doch folgende Überlegungen nahe:

Schon allein der Muskeltest ermöglicht es durch seinen Zugang zu körpereigenen Informationen, die höchst individuelle Situation des Patienten zu erfassen und damit *seinen persönlichen* Konditionen optimal zu folgen – was logischerweise jedem Heilungsvorgang zugutekommt und niemals schaden kann.

Jeder therapeutische Ansatz, der die ursächliche Einwirkung berücksichtigt und möglichst eliminiert bzw. gezielt korrigiert, *muss* naturgemäß eine deutlich höhere Heilungschance haben als eine Behandlung, die diesen Aspekt *nicht* einschließt.

Wenngleich das *Ergebnis* der Behandlung nicht in unseren Händen liegt (und auch per Muskeltest nicht versprochen werden darf!), kann unter diesen Blickwinkeln realistisch behauptet werden, dass bei Einsatz des Muskeltests im Sinne einer Individualheilkunde, wie die analytische Kinesiologie sie ermöglicht, die *Heilungschancen immer steigen.*

Teil III

Heilungs-Geschichten

Vorbemerkung

Die hier abgedruckten Fallgeschichten, überwiegend aus meiner Praxis, aber auch von bei uns ausgebildeten Therapeuten, sind ein unsystematisch zusammengestellter bunter Strauß von Erfahrungen. Allerdings habe ich mich zur besseren Übersicht auf überwiegend einfache Krankheitsgeschichten beschränkt, aus denen sich jedoch sozusagen „hochrechnen" lässt auf komplexe Situationen.

„Ihr Kind ist behindert ..."

Völlig verzweifelt brachte Frau R. ihre zweijährige Tochter Conny in die Sprechstunde. Die Mutter selbst war schon länger bei mir in Behandlung. Da ihr Mann „solchen merkwürdigen Methoden" gegenüber sehr skeptisch war, hatte sie für die Kinder bisher nur die konventionelle Medizin in Anspruch genommen.

Conny war ein sehr ruhiges Kind, eher weinerlich und äußerst anhänglich, sie kränkelte ständig. Das eigentliche Problem war jedoch, dass sie noch nicht laufen konnte. Die Beinmuskulatur war extrem schwach ausgeprägt. Sitzen konnte sie, und so rutschte sie – als Fortbewegungsmethode – mit dem Po über den Boden, wobei sie sich mit den Armen abstieß. Auch krabbeln konnte sie nicht.

Bei den Vorsorgeuntersuchungen hatte die Mutter darauf immer wieder hingewiesen, es war auch mit Bedenken registriert worden, aber man sah zunächst keinen Grund zum Eingreifen. Bei der letzten Konsultation des Kinderarztes wurde ihr schließlich empfohlen, dieses ungewöhnliche Verhalten doch in einer Spezialklinik vorzustellen.

Die Untersuchung in der kinderneurologischen Abteilung war sehr gründlich und gewissenhaft. Eine Diagnose ließ sich nicht stellen, aber man informierte die Eltern darüber, dass diese Entwicklung eine chronische Schädigung befürchten lasse. Man könne durch gezielte Gymnastik sicherlich einiges verbessern, werde sich aber darauf einrichten müssen, dass das Kind lebenslang behindert bleibe. Die Befunde sprachen dafür, dass es sich nicht nur um eine einfache Entwicklungsverzö-

gerung handelte, sondern um eine angeborene oder erworbene Störung, die man eventuell kompensieren, aber nicht heilen konnte.

Meinem Testergebnis wollte ich selbst nicht recht glauben: Es kamen nur zwei funktionelle Ursachen heraus, nämlich die Belastung mit Polio-Impfstoff und mit Streptokokken, einem bakteriellen Krankheitserreger. Conny erhielt die entsprechend ausgetesteten Nosoden, dazu ein Komplexmittel für das Lymphsystem.

Ich sah Conny drei Monate später zum Nachtest. Sie hatte seitdem keine gravierenden Infekte mehr durchgemacht und die Mutter war damit sehr zufrieden. Stolz berichtete sie mir, dass die Kleine sich in der letzten Zeit häufig an Gegenständen hochgezogen und kurze Zeit auf den Beinen gestanden habe. Vier Wochen später konnte Conny laufen!

„Unheilbar“

Kerstin kam mit acht Jahren wegen einer Sklerodermie zu mir in die Praxis. Die Diagnose – für ein Kind eine absolute Rarität – war durch die Untersuchung einer Hautprobe gesichert worden. Ihre Symptome zeigten sich in großen unelastischen Hautarealen, die sich entzündeten und stark juckten. Die Eltern hatten sich zunächst noch gegen die in der Universitätsklinik vorgeschlagene immunsuppressive Behandlung entschieden, da dabei erhebliche Nebenwirkungen zu erwarten waren.

Der Muskeltest ergab Hinweise auf elektromagnetische Belastungen, die sich per Anamnese auch nachvollziehen ließen, und auf funktionelle Ursachen, nämlich eine Impfreaktion auf HIB (Haemophilus influencae) und eine toxische Belastung mit Anilin.

Das elektrische Umfeld ließ sich nicht so rasch verändern, da es sich um Bahnoberleitungen in unmittelbarer Nähe des Wohnhauses handelte. Die Versetzung des Vaters stellte jedoch einen Umzug in Aussicht. Wegen der funktionellen Störung begannen wir die Ausleitung mit Nosoden sowie einem Komplexmittel zur Entlastung der Nieren und einem weiteren für das lymphatische System.

Wir sahen uns zwei Monate später wieder. Kerstin war begeistert, der Juckreiz war so gut wie verschwunden, die Haut war wesentlich weicher geworden, die betroffenen Stellen deutlich kleiner. In der Universitätsklinik, wo die Eltern nicht über die zusätzliche Behandlung sprechen mochten, stand man vor einem Rätsel.

Nach Beendigung der Ausleitung und nach dem ohnehin geplanten Umzug der Familie normalisierte sich das Hautbild immer mehr und danach ist es zu keiner erneuten Verschlechterung gekommen.

Eigentlich unmöglich

Mark war 13 Jahre alt. Seit Jahren beobachtete man bei ihm auf dem Rücken die Entwicklung eines mächtigen Lipoms, einer eigentlich harmlosen Fettgeschwulst. Dieses Lipom reichte jedoch verdrängend in die Tiefe des Muskelgewebes; deshalb erklärte man es für inoperabel, denn man müsse zu viel gesundes Gewebe durchtrennen, ohne Garantie, dass man das gesamte Lipom entfernen könne.

Die Untersuchung zeigte einen dicken Wulst rechts neben der Wirbelsäule, die Grenzen ließen sich oberflächlich gut abtasten und ich dokumentierte die Ausmaße mit 12,5 x 8,5 cm. Ursache war laut Muskeltest ausschließlich eine sehr verzogene Narbe, die von einem lebensbedrohlichen Sturz im Alter von etwa drei Jahren herrührte.

Für mich erschien dieser Zusammenhang etwas seltsam; da aber die Entstörung der Narbe keinesfalls Schaden anrichten konnte, ließen wir es auf einen Versuch ankommen. Weil die Mutter keine engmaschigen Besuche in meiner Praxis einrichten konnte, lieh ich ihr eine Therapielampe zur Farblichtbestrahlung aus.

Nach sechs Wochen sahen wir uns zur Kontrolle. Ich untersuchte Marks Rücken, grenzte das Lipom ab und war irritiert, weil es nicht meiner Erinnerung entsprach. Ich war völlig perplex: Das Lipom hatte sich eindeutig verkleinert! Es war weicher geworden und objektiv messbar dehnte es sich nur noch 10 x 6 cm aus. Marks Mutter bestätigte meine Beobachtung, hatte es aber zunächst auch nicht glauben wollen.

Die Narbe war noch nicht vollständig entstört, wir setzten die Behandlung wie bisher fort. Der nächsten Kontrolle sah ich mit Span-

nung entgegen; wieder hatte sich das Lipom verkleinert, auf jetzt 7 x 4,5 cm! Inzwischen war die Narbe laut Test ausreichend behandelt.

Wir beendeten die Bestrahlungsserie und vereinbarten eine spätere nochmalige Kontrolle. Leider konnte Mark den geplanten Termin nicht einhalten und ich habe seitdem nichts mehr von ihm gehört. Ich bedaure das sehr, denn so ist der Ausgang für mich offen. Wie auch immer, ein medizinisch so eindeutig nachgewiesener Tumor, der ausschließlich auf Bestrahlung einer Narbe „dahinschmilzt“, ist für mich selbst ein geradezu umwerfender Beleg dieses Zusammenhangs, auch wenn das gewünschte Feedback über die weitere Entwicklung aussteht.

Der Nebeneffekt

Thomas J., 32 Jahre alt, suchte mich wegen einer diffusen Ekzemneigung auf. Der Muskeltest wies auf eine Schwermetallbelastung hin. Er hatte drei Jahre zuvor bereits wegen der Hautprobleme die Zahnfüllungen aus Amalgam entfernen und durch Goldinlets ersetzen lassen, wonach sich die Beschwerden noch verschlimmerten. Allerdings hatte damals keine begleitende Ausleitung stattgefunden!

Herr J. erhielt Silberamalgam als Nosode sowie ein Lymph- und ein Nierenmittel; gleichzeitig begannen wir, einen tiefgreifenden psychischen Konflikt aufzuarbeiten, durch den er sich „in seiner Haut“ nicht wohlfühlte. Im Zuge der weiteren Behandlung besserte sich das Hautbild stetig.

So weit ist der Fall alltäglich. Spannend war jedoch, dass ich beim Check-up der Alarmpunkte neben Thymus, Niere und Dickdarm auch den Herzpunkt geschwächt fand, für den der energetische Modus (extern) reagierte, ebenso wie der Störfeldpunkt. Herr J. war sichtlich verblüfft und bestätigte dann, dass er seit einigen Monaten immer wieder Herzstolpern verspüre. Als ich ihn bat, mir eine Skizze seines Schlafbereichs aufzuzeichnen, öffnete er sein Jackett, um einen Kugelschreiber herauszuholen. Aus der inneren linken Brusttasche ragte ein Handy! – Herr J. war durch diesen Überraschungseffekt so sehr überzeugt worden, dass er das Handy nie mehr unmittelbar in Körperkontakt trug.

Trotz Muskeltest ein Rätsel

Der 55-jährige Lehrer Karl P. war äußerst skeptisch bezüglich des Tests. Seine Frau hatte ihn zu mir geschickt und er hielt von der Sache eigentlich nichts. Er war begeisterter Sportler und litt unter starken Schmerzen im rechten Knie. Der Orthopäde sah das als eine Überlastungsfolge an, behandelte wiederholt mit Spritzen und empfahl Herrn P., das Laufen einzustellen. Karl P. war davon nicht angetan und suchte nach anderen Möglichkeiten, zumal ihm auch die Ruhephasen keine wesentliche Linderung brachten.

Durch den Test fanden wir eine funktionelle Ursache – also nicht strukturell, wie es bei einer mechanischen Überlastung der Fall wäre –, und zwar eine alte Borrelieninfektion. Die Laboruntersuchung bestätigte diesen Befund und wir leiteten mit der entsprechenden Nosode aus, von einem Lymphmittel unterstützt. Die Beschwerden verschwanden innerhalb weniger Wochen, Herr P. lief wieder begeistert seine Runden und gewann den Pokal in der Seniorenmeisterschaft.

Fünf Jahre später sah ich ihn wieder, inzwischen war es ihm gut ergangen, das Knie hatte ihm nie wieder Schwierigkeiten bereitet. Jetzt hatte er aber erneut Probleme beim Laufen; diesmal handelte es sich um diffuse Schmerzen im Bereich der rechten Leiste. Schulmedizinisch waren Leistenbruch und Arthrose des Hüftgelenks ausgeschlossen worden, ebenso waren die Beschwerden nicht typisch für Zerrungen oder andere Überlastungen durch Sport. Die klinische Untersuchung machte auch mich insofern ratlos, weil ich die Probleme keinem Organ und keiner Gewebestruktur zuordnen konnte.

Ebenso erging es mir beim Testen – es gelang mir nicht, die Beschwerden zu lokalisieren. Alle Alarmpunkte reagierten positiv. Im Dialogtest hatte ich ebenfalls einen Leistenbruch sowie eine Schädigung der Hüfte ausgeschlossen, ebenso wie muskuläre und lymphatische Ursachen; mehr Ideen hatte ich nicht. Der energetische Modus war schwach, der Dialog führte uns zu einem internen Störfeld, das sich schließlich den Zähnen zuordnen ließ.

Auch diesmal war Herr P. etwas skeptisch, zumal ich ihm ja eine einleuchtende Erklärung schuldig bleiben musste. Zumindest war er jedoch bereit, sich zahnärztlich untersuchen zu lassen. Der Zahnarzt bestätigte den getesteten Zahnherd und sanierte ihn. Die Beschwerden in der Leiste waren bald wie weggeblasen, nach wenigen Tagen lief Herr P. wieder wie in jungen Tagen. Das Rätsel, was wir da eigentlich bewirkt hatten, ist bis heute offen geblieben.

Schwindel erregende Zufälle

Martin Q., damals 20 Jahre alt, hatte gerade mit seinem Medizinstudium begonnen, als er in den Semesterferien zu Hause von massiven Schwindelanfällen überfallen wurde. Das steigerte sich derart, dass er ins Krankenhaus eingewiesen wurde. Dort besserten sich die Symptome, verschwanden aber nicht ganz und kehrten zu Hause mit unverminderter Stärke wieder. Seine Mutter, die schon positive Erfahrungen mit dem Muskeltest gemacht hatte, schickte ihn zu mir in die Praxis.

Als Ursache für den Schwindel testete nur der energetische Modus schwach. Die Suche nach Elektrosmog bei dem jungen Mann blieb erfolglos. Seine Mutter ging aus eigener Erfahrung sehr sensibel mit elektrischen Geräten um und sorgte auch dafür, dass ihr Sohn alle elektronischen Geräte nachts vom Netz nahm; ich fand nichts. Allerdings hatte Martin beobachtet, dass der Schwindel begonnen hatte, kurz nachdem der Nachbar seine Satellitenschüssel installiert hatte. Ursächlich ließ sich wohl kaum etwas für Martin tun – oder würden Sie einen Nachbarn bitten, die Schüssel zu entfernen, weil Sie davon krank würden?

Martin zog in ein provisorisches Zimmer am anderen Ende des Hauses um und innerhalb weniger Tage verschwand der Schwindel. Er ging daraufhin zurück in sein altes Zimmer, das ihm besser gefiel – und hatte drei Tage später wieder die ersten Schwindelanfälle. Wiederum tauschte er die Zimmer, er wiederholte diese Prozedur noch mehrmals: Im kleinen Zimmer blieb er beschwerdefrei, in seinem ursprünglichen großen trat der Schwindel wieder auf.

* * *

Einige Wochen später kam Herr G. in die Sprechstunde. Er litt seit einiger Zeit an einem steifen Nacken mit Kopfschmerzen und konnte nachts oft nicht schlafen. Massagen und Krankengymnastik hatten ihm ebenso wenig geholfen wie die Spritzen und Bestrahlungen beim Orthopäden. Ich fand seine Muskulatur tatsächlich extrem verspannt und bot ihm den Test an, der eine äußere energetische Ursache auswies. Die Elektroanamnese blieb unklar. Da er im Ort wohnte, bot ich ihm einen Hausbesuch an.

Als ich vor dem Haus von Herrn G. stand, blieb ich wie angewurzelt stehen: Eine riesige Satellitenschüssel zierte die linke Giebelseite – genau daneben stand mit knappem Abstand das Haus von Martin und seinen Eltern, Martins Zimmerfenster auf derselben Höhe wie die Antenne! Das Bett von Herrn G. stand mit dem Kopfende unmittelbar an der Außenwand, in Luftlinie höchstens einen Meter von der Antenne entfernt. Ich demonstrierte Herrn G. vor Ort, dass er hier durch ein massives Störfeld belastet war, und konnte auch den Zusammenhang mit der Schüssel herstellen, indem wir den Empfänger abkoppelten. Er fand das zwar überzeugend, glaubte aber nicht recht, dass es etwas mit seinen Beschwerden zu tun haben sollte. Ein Versuch zur Veränderung war ihm zu umständlich, ein Fachmann zu teuer. Ich habe ihn seitdem in meiner Praxis nicht mehr gesehen.

Von Martin hörte ich später, dass er sich nach mehreren Versuchen schließlich für die Zeit der Semesterferien mit dem weniger komfortablen Zimmer arrangierte und damit zufrieden war; Beschwerden tauchten nicht mehr auf.

18 Jahre später bat mich ein Arzt per E-Mail um die Empfehlung eines Therapeuten in seiner Region, der seiner Schwiegermutter mit der analytischen Kinesiologie helfen könne. Der Name des Arztes kam mir bekannt vor und nach vertieftem Nachdenken dämmerte es ... Ich fragte nach und es war tatsächlich der junge Student von damals mit der schwindelerregenden Satellitenschüssel ...

Sehr giftig

Eine ganze Familie kam zum Testen, weil allen plötzlich büschelweise die Haare ausfielen. Der Test ergab bei allen eine akute Intoxikation mit Holzschutzmitteln, nur wurde ich bei der Anamnese über den Wohnbereich enttäuscht: Weder im Haus noch um das Gebäude herum war jemals Holzschutzmittel eingesetzt worden! Außerdem wies die niedrige Potenz der getesteten Nosode mehr auf ein akutes Geschehen hin und kaum auf eine chronische Belastung.

Wieder einmal brachte gemeinsamer detektivischer Spürsinn es an den Tag: Der Haarausfall begann zum Jahresende – in den Herbstferien hatte die ganze Familie in den Bergen Urlaub gemacht. Dort war das Holzhäuschen gerade für die kommende Skisaison „aufgefrischt" worden ... Vier Wochen nach Behandlungsbeginn (Ausleitung mit Nosode und Begleitmitteln) sprossen die Haare wieder.

Ebenfalls ziemlich giftig

Claudia H., eine Frau Anfang zwanzig, litt seit einigen Monaten an diffusen Unterblutungen der Haut an beiden Beinen; die Beine sahen ständig so aus, als hätte sie die Masern. Man stellte die Diagnose einer Vasculitis, einer Entzündung der kleinen Blutgefäße. Eine Ursache dafür ließ sich in aufwendigen Untersuchungen nicht finden und ehrlicherweise gestanden fast alle Ärzte ihre Ratlosigkeit ein – bis auf einen Gefäßchirurgen, der mutig behauptete, dass die Probleme durch eine venöse Stauung entstünden; und er riet der jungen Frau, die entsprechenden Beinvenen wegen ihrer Insuffizienz operativ zu entfernen. Das geschah auch – allerdings ohne Erfolg hinsichtlich der „Masern".

Per Muskeltest zeigte sich eine toxische Belastung mit Lindan, einem Insektizid. Das konnte ich nicht erklären, da Lindan heutzutage nicht mehr angewendet werden darf, und die Nachfrage bei der Mutter ergab auch keinen Hinweis auf einen verschwenderischen Umgang mit Entlausungsmitteln, wie sie früher üblich waren. Da aber der Test eindeutig war und Claudia in ihrer Verzweiflung keine Alternative sah, entschloss sie sich zur Ausleitung mit Nosode und Begleitmitteln.

Kurze Zeit später rief mich Claudias Mutter an, die den Termin bei mir auch vermittelt hatte. Sie berichtete, dass sie die Lindanquelle gefunden hatten: Claudia bewohnte ein Zimmer im Souterrain, direkt neben einem Lagerkeller. In diesem Keller standen an der Wand zu ihrem Zimmer mehrere Metallkanister mit alten Pflanzenschutzmitteln, nach denen seit Jahren niemand mehr gesehen hatte. Jetzt folgte die Mutter einer vagen Ahnung und sah genauer nach: Die Kanister waren korrodiert, aus einem trat ungehindert toxische Brühe aus ...

Claudia hatte seit der Ausleitungsbehandlung keine „Masern" mehr.

Hochspannung pur

Ein dickborkiges, stark juckendes Ekzem am Kopf, verbunden mit Schwindelattacken, Schlafstörungen und häufigen Kopfschmerzen, führten eine Frau in meine Praxis. Der Muskeltest verwies auf eine ausschließlich externe energetische Störquelle. Meine Elektroanamnese half nicht weiter. Erst die Untersuchung durch einen Baubiologen brachte die Ursache ans Licht: Hinter dem Kopfende ihres Bettes verlief eine Starkstromleitung, von der die Patientin nichts wusste. Nach Stilllegen der Leitung, die beim Umbau des Stall- und Scheunengebäudes in ein Wohnhaus nicht beachtet worden war, verschwanden sämtliche Beschwerden.

Vom Saulus zum Paulus?

Mira wurde als Säugling wegen Neurodermitis zur Untersuchung gebracht. Der Mutter war schon kurz nach dem Abstillen geraten worden, Sojamilch statt Kuhmilch zu füttern; dennoch wurde die Haut ihres Babys immer schlimmer. Von meiner Arbeit erhofften die Eltern Hilfe, zeigten jedoch wenig Bereitschaft, dafür irgendwelche Anstrengungen in Kauf zu nehmen.

Als erster Schritt ging es darum, überhaupt Linderung zu schaffen, das heißt, zunächst einmal Auslöser und Verstärker der Hautkrankheit zu eliminieren. Erfahrungsgemäß sind diese besonders in der Ernährung zu finden, aber auch in Kontaktstoffen wie Körperpflegemitteln.

Wir stellten über Surrogattest fest, dass Mira ein Waschmittel und den Weichspüler nicht vertrug. Ein anderes Waschmittel kam laut Test infrage, auf den Weichspüler konnte problemlos verzichtet werden. Die benutzten Körperpflegemittel waren verträglich.

Über das Ergebnis des Nahrungsmitteltests staunten wir alle nicht schlecht: Auf Kuhmilch und Quark reagierte der Muskel positiv, auf Sojamilch hingegen negativ! (Ich glaubte es selbst nicht recht, der Verlauf bestätigte es aber.) Ansonsten kam Kartoffel- und Gemüsebrei infrage, Fruchtbrei war laut Test ungünstig.

Als tiefer liegende Ursache der Neurodermitis stellten sich chemische und elektrische Einflüsse heraus. Die chemischen Störungen wurden mit den Nosoden Amalgam (Mutter als Überträgerin in der Schwangerschaft) und HIB-Impfung ausgeglichen.

Die elektromagnetische Ursache vermutete ich in dem Radiowecker am Bett der Eltern, in dem auch Mira schlief (wegen der nächtlichen Unruhe wollten die Eltern das Kind bei sich haben), sowie das Fernsehgerät am Fußende des Bettes (Stand-by-Schaltung).

Miras Haut besserte sich schon deutlich, seit die Nahrungsmittel und das Waschpulver entsprechend dem Test umgestellt worden waren. Die Eltern waren nicht sehr motiviert, auf elektronische Unterhaltung zu verzichten; einer Ausleitung der Schadstoffe stimmten sie jedoch zu, wobei sie die ursächliche Zuordnung zu einer intrauterinen Schadstoffbelastung und der Impfung nicht akzeptieren mochten.

Nach drei Monaten sah ich die Familie wieder. Miras Haut hatte sich weiter gebessert, war aber lange noch nicht gesund. Eine Erweiterung der Nahrungspalette stand an und die Eltern hatten jetzt den Wunsch, selbst den Muskeltest zu erlernen, um unabhängig entscheiden zu können. Als sie im Kurs von mehreren Teilnehmern über den Lichtschaltertest die Auswirkungen elektromagnetischer Felder demonstriert bekamen, entschlossen sie sich, ihren Schlafplatz endlich von den Störungen zu befreien. Bei der nächsten Sitzung erfuhr ich, dass Eltern und Kind seitdem wesentlich besser schliefen. (Es ist natürlich nicht auszuschließen, dass Mira schon allein deshalb ruhiger war, weil ihre Haut kaum noch juckte.)

Die Eltern, die sich anfangs nur skeptisch und sehr zögernd mit dem Test und seinen Aussagen einlassen mochten, hatten „Feuer gefangen". Der Heilungsverlauf, der alle Einzelheiten des Testergebnisses bestätigte, hatte sie von der Richtigkeit überzeugt. Im Laufe weiterer gemeinsamer Arbeit öffneten sie sich auch für die Auseinandersetzung mit einem emotionalen Anteil an Miras Hautsymptomen, die zu Beginn der Therapie sicher noch auf heftigen Widerstand gestoßen wäre und vermutlich zum Abbruch der Behandlung geführt hätte.

Später gründeten sie engagiert und mit viel Erfolg eine Selbsthilfegruppe für Eltern mit Kindern, die an Neurodermitis erkrankt sind. Mira entwickelte sich zu einem gesunden Kind. Ihre Haut blieb zwar empfindlich, aber Ekzeme sind nicht mehr aufgetaucht. Die Eltern sind heute dankbar für all die Erfahrungen, die sie bedingt durch die Krankheit ihrer Tochter machen durften; sie nutzen sie, um gemeinsam ein bewusstes und engagiertes Leben zu führen.

Korrigierender Anstoß

Frau J., 54 Jahre alt, kam wegen schwerer Kopfschmerzen, die im Abstand weniger Tage immer wieder begannen und jeweils mehrere Tage anhielten. Sie berichtete, dass sie vor 15 Jahren eine Meningitis (Hirnhautentzündung) durchgemacht habe und dass die Kopfschmerzen sie seitdem plagten. Wir testeten die Nosode Listerien als Krankheitserreger. Schon nach der zweiten Ampulle berichtete sie über eine Besserung, nach der dritten traten die Kopfschmerzen nur noch sporadisch auf, und wenn sie auftraten, dann weniger heftig.

Schockierend

Eine Zahnärztin, die an unseren Kursen teilgenommen hatte, rief mich an, um mir eine erstaunliche Erfahrung zu berichten:

Nach der Mittagspause ging es einer ihrer Mitarbeiterinnen plötzlich dramatisch schlecht; innerhalb von Minuten entwickelte sie eine schwere anaphylaktische Reaktion. Sofort wurde sie in eine Klinik gebracht. Als sie nach der Notfallbehandlung entlassen wurde, sollte beim Allergologen der Auslöser des Schocks geklärt werden, damit sie das Allergen zukünftig meiden konnte. Aber das Allergie-Screening brachte keine Erklärung, denn es zeigte sich nur eine leichte Reaktion auf Nickel und Chrom, also nichts, was mit dem Geschehen in dieser Mittagspause zusammengebracht werden konnte.

Ihre Chefin bot ihr daraufhin den Muskeltest an. Zunächst gingen sie jedes Detail der Mittagspause durch, insbesondere, was die Mitarbeiterin gegessen hatte, und diese Nahrungsmittel wurden dann per Muskeltest geprüft.

Zum allgemeinen Erstaunen „fiel" der Arm bei Kontakt mit Wassermelone geradezu herunter. Eine Allergie auf Wassermelone dürfte ausgesprochen selten sein, im Screening des Allergologen war sie auch nicht enthalten gewesen. Der Dialogtest betonte, dass ausschließlich der Verzehr der Melone die anaphylaktische Reaktion in Gang gesetzt hatte, was bei erneuter Konsultation des Allergologen mit gezieltem Nachweis bestätigt wurde.

Wie ausgewechselt

Ich kannte die elfjährige Nadine schon seit Längerem, wegen der üblichen Kinderkrankheiten; sonst war sie immer ein gesundes und äußerst aufgewecktes Mädchen. Eines Tages kam sie mit ihrer Mutter, die berichtete, Nadine sei seit drei Wochen nicht mehr dieselbe. Das sonst sehr aktive und muntere Kind war ununterbrochen müde, nichts machte ihr Spaß, sie hing nur herum, in der Schule konnte sie nicht folgen, selbst am Reiten hatte sie keine Freude mehr. Sie hatte keine körperlichen Beschwerden – sie war nur „zu nichts zu gebrauchen".

Da die Symptome derart diffus waren, machte ich eine Bestandsaufnahme anhand der Alarmpunkte. Zu meinem Entsetzen waren fast alle geschwächt – ein unglaubliches Ergebnis für ein Mädchen in ihrem

Alter! Die Ursache für den Zustand der Müdigkeit wie auch für die Belastung bei jedem einzelnen Alarmpunkt war ausschließlich energetisch. Ich versuchte, verbal zu differenzieren, ob die Störung von außen einwirkte oder im Körper selbst bestand, und ich bekam bei beiden Aussagen ein „Jein", das heißt, eine Mischung aus einem starken und einem schwachen Muskel. Der Punkt für externe Störfelder im elektromagnetischen Sinne war nicht geschwächt.

Ich war ratlos. Wir überlegten gemeinsam, was sich in den Tagen und Wochen vor Beginn der Beschwerden ereignet hatte. Die einzige Veränderung war eine neue Zahnspange. Mir dämmerte etwas, wusste ich doch, dass unter Umständen der Druck auf die Zähne eine energetische Rückwirkung auf dazugehörige Organsysteme haben konnte. Ich ließ die Spange herausnehmen und testete nach einigen Minuten erneut: Alle Alarmpunkte waren wieder stark!

Über verbales Testen wollte ich klären, ob der Druck auf die Zähne die Ursache für ihre Müdigkeit sei, worauf ich ein klares „Nein" bekam. Schließlich fiel mir auf, dass die Gaumenplatte der Zahnspange aus leuchtend nachtblauem Kunststoff bestand. Und genau dies bestätigte sich als Grund für Nadines Probleme! Am Gaumen liegen eng beieinander Reflexzonen des gesamten Organismus, so, wie sie sich zum Beispiel auch an den Hand- und Fußflächen und an den Ohren befinden. Blau ist – wie aus der Farbtherapie und Farbpsychologie bekannt – eine beruhigende Farbe, die hier über einen langen Zeitraum auf die Reflexpunkte einwirken konnte!

Die Mutter zögerte zunächst, aus diesem Ergebnis Konsequenzen zu ziehen. Die Kosten einer neuen Spange würde die Krankenkasse sicherlich nicht übernehmen; und wie sollte sie die Kieferorthopädin überhaupt von der Notwendigkeit des Auswechselns überzeugen? – Ich schrieb einige Sätze über meine Hypothese an die Zahnärztin, die zur Verwunderung von Nadine und ihrer Mutter mit dem Muskeltest (!) meine Vermutung überprüfte und zu demselben Ergebnis kam.

Wie die Kieferorthopädin gegenüber der Kasse argumentierte, habe ich nicht erfahren; zumindest hat sie mit Nadine eine neue Farbkombination ausgetestet, die sie von mir bestätigen ließ (eine fast farblose

Platte mit verteilten Glimmerstückchen). Seit Nadine die blaue Zahnspange nicht mehr trug, war sie wieder die alte – wie ausgewechselt!

Komplexes im Telegrammstil

Einen jungen Mann behandelte ich wegen rasch fortschreitender Multipler Sklerose mit Seh-, Gleichgewichts- und Gangstörungen.

Ursachen: Funktionell: Amalgam, Poliomyelitis – beides ausgeleitet mit Nosoden und Drainagemitteln, Gebiss zahnärztlich saniert. Energetisch: massenhaft elektromagnetische Einflüsse im Schlafbereich, nach Test selbst saniert und vom Baubiologen kontrolliert. Emotional (acht Sitzungen): Angst vor einer gewünschten beruflichen Neuorientierung. Nach Gesprächen und Bearbeitung der Kindheitsprägungen mit „Stress-Release“: Berufswechsel. In den sieben Jahren, die ich seinen Lebensweg noch begleitete, trat kein erneuter MS-Schub auf.

* * *

Eine 40-jährige Frau kam wegen eines Mammakarzinoms mit Lymphknotenbefall. Funktionelle Ursachen: Tabacum (Raucherin), Ernährung (zu viel tierisches Eiweiß), Impfbelastung Variola (Pocken). Energetisch: mehrere Zahnherde, Radiowecker, Funkturm. Emotional: sexuelle Probleme und massiver Partnerkonflikt mit Abwehr der eigenen Geschlechterrolle; persönliche Bedürfnisse wurden negiert.

Therapie: Brusterhaltende Operation ohne Bestrahlung oder Chemotherapie (auf Wunsch der Patientin). Symptomatische Begleitung mit Mistelextrakten. Sanierung der Zahnherde, Ausleitung der Belastungen mit Nosoden und Begleitmitteln, Umstellung der Ernährungsgewohnheiten, Aufgeben des Rauchens. Psychotherapeutische Bearbeitung zunächst alle vier Wochen, später sporadisch. – Keine Rezidive oder Metastasen innerhalb von fünf Jahren.

Fehldiagnose?

Else K. war seit dem ersten Tag meiner Allgemeinpraxis als Patientin bei mir, damals war sie Anfang fünfzig. Ich durfte sie durch Höhen und

Tiefen begleiten: Schwere chronische Rückenschmerzen, degenerative Gelenkprobleme, chronische Magenbeschwerden und immer wieder Depressionen forderten uns beide reichlich heraus. Selbstverständlich gehörte sie auch zu den ersten, denen ich jeweils meine neuesten Erkenntnisse angedeihen ließ, angefangen von der Neuraltherapie über die Elektroakupunktur bis zum Muskeltest.

Wir konnten so manchen Erfolg erzielen durch Ausleitungen, Zahnsanierung, Störfeldbeseitigung und seelische Bearbeitung. Viele ihrer Symptome besserten sich, sie fühlte sich wohler als in den Jahren zuvor, blieb aber anfällig für statische Beschwerden.

Besonders ihr Lebensgefühl und ihre Stimmungslage wandelten sich zusehends, sie lernte erstmals in ihrem Leben, eigene Bedürfnisse wahrzunehmen, zuzulassen und zu äußern, sie wurde selbstbewusster und immer lebendiger. Sie vertraute mir und auch der Arbeitsweise des Muskeltests. Eigentlich war alles auf einem guten Weg.

Im Jahr 1991 war beim Gynäkologen ein kleiner Knoten in der Brust festgestellt worden, der unter Beobachtung bleiben sollte. Da auch der Frauenarzt den Befund zunächst für harmlos hielt, sahen wir keinen Anlass, darüber etwas zu testen.

Knapp zwei Jahre später war der Knoten von der Größe her fast „explodiert". Ich riet Frau K dringend zu einer erneuten Untersuchung einschließlich Mammografie, außerdem vereinbarten wir einen Testtermin. Der Test zeigte keine Resonanz zu meinen Karzinom-Nosoden, die eine Differenzierung verschiedener Krebstypen ermöglichen.

Die Mammografie ließ keinen Zweifel an einem Tumor mit vielen kleinen Verzweigungen. Meine klinische Erfahrung sagte mir, dass es sich um eine besonders bösartige Geschwulst handelte. Ich wiederholte den Nosodentest, bekam aber wieder dasselbe Ergebnis: keine Resonanz.

Frau K. und ich konnten dieses Ergebnis schwer nachvollziehen, weil die übrigen Befunde dagegensprachen. Sie bat mich darum, Therapiemöglichkeiten zu testen.

Der Dialogtest ergab folgende Aussagen: Eine operative Entfernung des Tumors ist sinnvoll, aber nicht notwendig zur Heilung. Strahlen-

therapie und Chemotherapie sind nicht sinnvoll und nicht notwendig. Weitere adjuvante Maßnahmen sind sinnvoll, aber nicht notwendig. Ich fühlte mich äußerst unwohl mit diesen Aussagen und konnte sie auf der Grundlage meiner medizinischen Kenntnisse nicht stimmig interpretieren. Der Gynäkologe und auch der Chirurg drängten verständlicherweise zur Operation und rein aus meinem ärztlichen Gewissen riet ich Frau K. ebenfalls dazu, besonders auch deshalb, weil ich das Testergebnis nicht verstand.

Frau K. kam nach kurzem stationärem Aufenthalt in sehr guter Verfassung wieder nach Hause. Beim Lesen des Entlassungsberichts schwankte ich zwischen Bestürzung und ungläubigem Staunen: Der Tumor bestätigte sich als sehr bösartig, es war das befürchtete szirrhöse Karzinom, und zwar in der Größe einer Walnuss. Was aber völlig unbegreiflich war: Es war so gut vom gesunden Gewebe abgegrenzt – alle Ausläufer waren eingehüllt in eine bindegewebige Kapsel –, dass dieser gesamte Komplex „herausgeschält" werden konnte, ohne dass die Brust abgenommen werden musste! Es war außerdem kein einziger Lymphknoten befallen, keine einzige Metastase zu finden, alle Laborwerte einschließlich der Tumormarker waren völlig normal.

Ich saß Frau K. mit großer Betroffenheit gegenüber, während sie selbst eher Gelassenheit ausstrahlte. Ich war dankbar für das Vertrauen, dass sie trotz dieser „Fehldiagnose" des Muskeltests wieder zu mir gekommen war – denn schließlich hatte dieser ja „behauptet", er finde kein Karzinom. Ich hatte keinerlei Erklärung für diesen Verlauf, mir fehlte der Stimmigkeitsabgleich, auf den ich so viel Wert lege.

Schließlich fragte ich sie, wie sie selbst die Widersprüche von Test und Tumorbefund beurteile, und ihre Antwort war: „Erstens ist die Operation wesentlich leichter verlaufen, als erwartet; üblicherweise hätte man doch die ganze Brust abgenommen. Vielleicht hatte der Körper den Krebs ja auch schon besiegt? Und zweitens – wenn die Krankheit nicht besiegt ist, liegt es eben in Gottes Hand. Ich glaube nun mal nicht, dass wir die Macht haben, alles nach unseren Wünschen zu erreichen!"

In mir entbrannte ein innerer Kampf. Durfte ich es mir so einfach machen, alles, was beim Muskeltest „nicht stimmt", einem höheren

Willen unterzuschieben? – Andererseits: Zum einen hatte ich so gewissenhaft und verantwortungsbewusst wie möglich getestet und beraten, und zum anderen: Wer sagt denn, dass der Test wirklich „nicht gestimmt" hat? Vielleicht hatte er völlig recht, dass eine Operation überflüssig gewesen wäre? Der Operateur hatte ebenso wie die behandelnden Onkologen, der Pathologe und der Frauenarzt über den Operationsbefund gestaunt – war doch gerade diese Tumorart bekannt für besonders frühe Streuung und ein infiltrierendes Wachstum.

Schon dieser Befund, der nach äußerem Augenschein überhaupt nicht zur Gewebeuntersuchung passte, war des Nachdenkens wert. Könnte man unser Testergebnis möglicherweise sogar so verstehen, dass der Körper selbst das Tumorwachstum gebremst und „im Griff" hatte? – War es möglich, dass Frau K.s kontinuierliche Arbeit an sich selbst immunologische Kräfte mobilisiert hatte, die den Tumor „überflüssig" machten? – War es vielleicht sogar denkbar, dass die augenscheinliche rasche Vergrößerung des Tumors nur durch die Bildung der umgebenden Bindegewebshülle entstanden war? – Fehlte die Resonanz auf Nosoden, weil die Tumorzellen vom Körper als „nicht mehr relevant" betrachtet wurden?

Der klinisch äußerst ungewöhnliche Befund und der Verlauf sprechen – bei aller Vorsicht gegenüber beschönigenden Deutungen – durchaus für diese Sichtweise, denn auch fünf Jahre später war Else K. frei von Rezidiven und Metastasen. Abgesehen davon, dass sie sich über dieses Ergebnis freute, war ihr viel wichtiger, dass sie zu innerer Ruhe gefunden hatte und dass diese Krankheitserfahrung sie letztlich entspannter, zufriedener und dankbarer hatte werden lassen.

Unvermeidliches Leid und unsere Antwort darauf

Die Geschichten von Else K. und einigen anderen Patienten mit ähnlichem Verlauf, ebenso wie Erfahrungen mit eigener Krankheit, haben mich immer wieder nach dem Verständnis von Krankheit beziehungsweise von Gesundheit und Heilung fragen lassen.

Manchmal hatte ich den Eindruck, dass es kranke Menschen gibt, die „gesünder" sind als viele, die noch nie im Leben eine Grippe hatten. Bei allem Streben nach körperlicher Intaktheit, bei allen berechtigten therapeutischen Interventionen bleibt wohl kein Therapeut auf seinem Weg von der Herausforderung ausgenommen, auch Grenzen des Machbaren kennenzulernen und damit einen angemessenen Umgang zu finden.

Im Laufe meiner Begegnungen mit verschiedensten Therapeuten, vor allem in unseren Kursen, bekam ich zunehmend den Eindruck, dass viele von ihnen mit ihrer Ausbildung sozusagen in einen therapeutischen Strom hineingestiegen sind und dort automatisch mitschwimmen. Nur wenige haben bewusst reflektiert, wo sie selbst ihren Standpunkt finden gegenüber Leidvollem. Zum Wohl unserer Patienten und zur Unterstützung ihrer hilfreichen Begleiter liegt es mir sehr am Herzen, einen kleinen Exkurs zu diesem Thema anzubieten. Sie können auch ohne ihn mit dem Muskeltest beste Arbeit leisten – aber vielleicht regt er Sie an, sich selbst in Ihrer Arbeit auf einen tieferen Grund zu stellen.

Sowohl die materialistisch-klinische Medizin als auch einige in der Alternativmedizin verbreitete esoterische Weltsichten sehen im Leiden etwas Fehlerhaftes, das „eigentlich vermeidbar" wäre. Demnach gelten Symptome, die trotz Behandlung fortbestehen, als Ausdruck des Scheiterns. Für die Medizin führt das zu einem „Kampf bis zuletzt und um jeden Preis", auch auf Kosten von Lebensqualität. In der esoterischen Sicht, der manche alternativ-heilkundlichen Therapeuten nahestehen, werden Patienten dagegen oftmals stigmatisiert mit der Deutung: „Du denkst (wünschst) noch nicht richtig, wenn die Beschwerden noch vorhanden sind; du glaubst noch nicht fest genug an Heilung." Beide Richtungen vertreten damit ähnliche Machbarkeitsvorstellungen, die sich nur in unterschiedliche Gewänder gekleidet haben.

Solche Machbarkeitsversprechen der Therapeuten sind den allermeisten Patienten mit ihren Heilungsvorstellungen nur willkommen: Sie wollen ihr Problem verständlicherweise so schnell wie möglich los sein – sei es körperbezogen, sei es hinsichtlich emotionaler Befindlichkeiten, sei es in Bezug auf Konflikte und schwierige Lebensumstände. Sowohl Patienten als auch Therapeuten beider Richtungen folgen der Idee, man müsse nur den richtigen Ansatz finden und dann sei „alles wieder gut“.

Manchmal stimmt das ja auch. Die Grippe, der Hexenschuss und die Ehekrise sind irgendwann Vergangenheit. Und oft gilt das auch für Krebs, Rheuma und falsche Schuldgefühle.

Das sinnvoll Machbare zu tun ist unbestritten unsere wesentliche therapeutische Aufgabe. Aber wie oft wird das Leid erheblich verschärft durch eine Odyssee auf der Suche nach dem Allheilmittel beziehungsweise durch die Sorge, wesentliche Therapiemöglichkeiten verpasst zu haben? Vor lauter Therapie bleibt kein Raum mehr zum Leben ... Leider oft erst im Endstadium, wenn aller Kampf aufgegeben ist, öffnet sich dann der Blick auf die Möglichkeit, Krankheit und Leid auch anders zu betrachten, nämlich als Anlass, über Werte des Seins, über den Sinn seines Lebens, über das Woher und Wohin des Menschen nachzudenken und darüber vielleicht zu innerem Frieden zu finden. Wäre es nicht besser, schon früher dorthin zu schauen?

Wie schon gesagt, ich habe die Beobachtung gemacht, dass die meisten Therapeuten sich in der Leidensfrage nicht *bewusst positioniert* haben, sondern vorhandene Sichtweisen des Umfelds unreflektiert übernehmen. Unser Verständnis von Krankheit und Heilung wird jedoch nicht erst bedeutsam, wenn wir mit dem Sterben oder mit finaler Krankheit konfrontiert sind. Schon bei der einen oder anderen „banalen“ Gesundheitsstörung, die jedem Behandlungsansatz mehr oder weniger trotzt, haben wir als Therapeuten einen maßgeblichen Einfluss darauf, wie ein Patient mit leichteren oder schwereren Abweichungen vom „Normalen“ umgeht. Insofern tun wir gut daran, uns von vornherein selbst dieser Frage zu stellen und unsere Sichtweise auch den Patienten gegenüber rechtzeitig zu erkennen zu geben.

Was ist die Alternative zu der Position, Leiden sei etwas, was um jeden Preis vermieden oder beseitigt werden müsse?

Keinesfalls plädiere ich hier für Auswüchse einer missverstandenen Religiosität, die das Leiden als solches glorifiziert. Ebenso wenig bin ich der Ansicht, dass der volle Einsatz medizinischer Möglichkeiten sich erübrigt oder die These „Da machst du etwas falsch" grundsätzlich danebenliegt. Es trifft zu, dass wir mit ganzem Einsatz Leid lindern sollten und dass ein großer Teil von Krankheit und Leid „hausgemacht" ist, einschließlich mancher Dinge, die wir „immer noch nicht" richtig verstanden und umgesetzt haben.

Es setzt jedoch einen sehr eingeschränkten Blick voraus, der schulmedizinischen Machbarkeit zu glauben, und ebenso, die esoterisch begründete Behauptung zu übernehmen, wir seien die ausschließlichen Schöpfer unseres Seins und damit auch verantwortlich für jegliche Unannehmlichkeit des Lebens. Allein die aufmerksame Betrachtung der Welt dürfte für beide Ansichten ausreichend Gegenbeweise liefern.

Bezeichnenderweise werden Behauptungen, das Leben müsse leicht, leidfrei und stets glücklich sein, nur in Gesellschaften propagiert, denen es im Vergleich zum Rest der Welt schlichtweg gut geht. Der Anteil dieser wohlhabenden Nationen macht den kleinsten Teil der Menschheit aus; die übrigen sind damit beschäftigt, für das Überleben zu sorgen – und zu unserem Wohlstand beizutragen. Haben *wir* also „richtig gedacht", sodass wir in einem wohlhabenden und freien Land geboren wurden, und hat ein Kind in Somalia „falsch gedacht", sodass es jetzt verhungern muss? – Fehlen einem politisch Verfolgten nur die passenden Affirmationen – und schon wäre er frei? – Was haben die Milliarden von unterdrückten Menschen auf dieser Welt falsch gemacht, dass ihnen das Leid nicht erspart bleibt?

Darüber hinaus möchte ich an die großen Religionen der Menschheit erinnern, die seit Jahrtausenden das Leid als etwas ansehen, was dem Menschsein immanent ist und an dem der Mensch reifen und spirituell wachsen kann (– abgesehen, wie schon erwähnt, von einigen Auswüchsen, die das Leiden zum Lebenssinn pervertieren). Selbst wer sich nicht als religiös empfindet, kann sich vergegenwärtigen, dass den großen religiösen Grundströmungen Christentum, Judentum und Islam einerseits sowie Buddhismus und Hinduismus andererseits eine urmenschliche Suche zugrunde liegt, die sich mit dem Leid auseinandersetzt.

Im jüdischen und im christlichen Glauben hofft dieses Leid auf messianische Erlösung in gläubiger Nachfolge, in den fernöstlichen Religionen soll das Leid über das unendliche Rad der Wiedergeburten das Karma lösen und ins Nirwana führen. Menschliche Existenz sehen beide „Religionsformen" verbunden mit viel Mühe, Leid und Anstrengung. Keine der großen Religionen (auch nicht die der Naturvölker) vertritt die Behauptung, dass das Leben *einfach* sei. Im Gegenteil: Meisterschaft wird verstanden als die Fähigkeit, Leidvolles zu bewältigen und an den Herausforderungen des Leides zu wachsen.

Wer sich darauf beruft, dass heutige New-Age-Sichtweisen weitgehend auf Buddhismus und Hinduismus beruhen, sollte sich vor Augen führen, dass im New Age die ursprünglichen und sehr ernsthaften Lehren oft leichthändig in Light-Versionen uminterpretiert werden, die das im fernöstlichen Weltverständnis selbstverständliche Leid für unnötig erklären und das persönliche Glück zu Sinn und Ziel machen.

Dass ich hier der eher esoterischen Sichtweise mehr Raum gewidmet habe, ergibt sich aus unserem Arbeitsbereich: Wer alternative Therapiewege sucht, ist von Natur aus ohnehin weniger dem kämpferischen Machbarkeitsanspruch einer Hardline-Medizin erlegen, sondern kommt weit häufiger in Kontakt mit fernöstlichen oder esoterischen Denkweisen. Erst wenn uns dabei bewusst wird, welches Gedankengut mit deren Übernahme potenziell in die therapeutische Arbeit einfließt, haben wir auch die Möglichkeit, unseren eigenen Standpunkt unabhängig davon zu entwickeln und uns gegebenenfalls *durchdacht* der einen oder anderen Sicht anzuschließen.

Die Frage heißt nun nicht: „Wer hat recht?", sondern: „Was ist heilsamer für den leidenden Menschen?" Stellen Sie sich am besten selbst die Frage, wodurch Sie zu mehr Zufriedenheit und Ruhe finden und womit Sie sich in der Tiefe wohler fühlen: Ist es die medizinisch-technische Machbarkeit – mit der großen Not, dass das Allheilmittel erst erfunden wird, wenn es für uns zu spät ist? Und die esoterische Machbarkeit der uneingeschränkten inneren Schöpfungskraft – mit der verzweifelten Schuld, immer noch nicht auf die richtige Weise gedacht und gewünscht zu haben?

Oder liegt der Frieden eher in der Haltung, dass auch Leid dazugehören darf? – Ja, es *gibt* Leid, Krankheit, Schweres oder gar Furchtbares im Leben und es kann jeden von uns treffen. Ja, wir tun unser Bestes, um gegenzusteuern, um zu heilen und zu helfen. Ja, es ist auch möglich, dass die Krankheit nicht heilt, die Situation sich nicht zum Guten wendet und dass es darum geht, mit dem Unabänderlichen leben zu können und damit Frieden zu finden.

Entscheiden Sie selbst, womit es *Ihnen* besser ginge – und handeln Sie so auch für Ihre Patienten!

„Frieden finden" beinhaltet schon aus sich heraus, dass auch der Leidens*druck* schwindet. Insofern hat Leid am Ende doch wieder etwas mit unserem Denken und unserer Einstellung zu tun, aber nicht in dem Sinne, dass wir das Symptom durch richtiges Denken loswerden, sondern indem der Gedanke, Leiden sei auf jeden Fall vermeidbar, durch einen gesünderen ersetzt wird: mit dem unabänderlichen Teil des Leidens so umzugehen, dass wir daran wachsen und reifen und nicht noch zusätzlich in Not geraten durch verzweifelte Auflehnung gegen jedes Schicksal.

Man kann es wohl kaum treffender ausdrücken als mit dem Gebet, das das 12-Schritte-Programm der Anonymen Alkoholiker begleitet:

„*Herr, gib mir die Kraft zu ändern, was ich ändern muss, gib mir die Gelassenheit, das anzunehmen, was ich nicht ändern kann, und gib mir die Weisheit, das eine vom anderen zu unterscheiden!*"

Damit wird deutlich, worin oft genug das eigentliche menschliche Leid besteht: nämlich in der von den Menschen empfundenen Diskrepanz zwischen Ist und Soll, zwischen Wirklichkeit und Wunsch oder Bedürfnis. Wo die Erfüllung des „Solls“ mit angemessenen Bemühungen nicht erreicht werden kann, gilt es zu fragen, ob es nicht heilsamer ist, das Ist friedvoll zu akzeptieren.

So gesehen ist die persönliche Weltsicht für uns Therapeuten letztlich keine Privatangelegenheit, sondern die Basis, von der all unser therapeutisches Handeln ausgeht.

Nachklang

An dem Tag, als mein Mann vor vielen Jahren von seinem Chirotherapie-Seminar nach Hause kam und mir gleich den Muskeltest zeigen wollte, begann er seine Demonstration mit den Worten: „Wenn das stimmt, was ich an diesem Wochenende erlebt habe, dann revolutioniert das nicht nur unsere Praxis, sondern unser ganzes Leben!“ Was so leicht dahergesagt und reichlich pathetisch klang, sollte sich von Jahr zu Jahr mehr bestätigen und übertraf am Ende alle Erwartungen.

Damals hätte ich mir in meinen kühnsten Träumen nicht ausgemalt, damit auf einen Weg zu gelangen, der so viele Veränderungen zunächst in den Möglichkeiten meines therapeutischen Wirkens, dann darüber hinaus in meinem Denken, in meiner Kommunikationsfähigkeit, in der Verfeinerung meiner Wahrnehmung und in meiner Persönlichkeitsentwicklung anstoßen würde. Noch heute bin ich erstaunt und dankbar für alles, was ich am Muskeltest lernen durfte. Ich habe durch das gelernt, worauf er mich hingewiesen hat, und noch viel mehr habe ich beim Ergründen seiner Prinzipien gelernt.

Ein anderer Heilungsansatz

So wurde der Muskeltest für mich zuallererst zu einem Instrument, das meinen Blick in Richtung auf einen überraschend anderen Heilungsansatz gelenkt hat. Es war verblüffend, dass der unvoreingenommene Test mir Wege wies zu Krankheitsursachen, die mir als studierter Ärztin völlig fremd waren, etwa Impfungen (– ich war damals in meiner Praxis eine überzeugte und eifrige „Impferin“!),

Vergiftungen mit Amalgam (– nie gehört, dass das schädlich sein sollte ...), Elektrosmog (– gibt es so etwas überhaupt?). Und noch verblüffter war ich, als sich die Beschwerden meiner entsprechend getesteten Patienten deutlich besserten und viele Krankheiten sogar völlig unerwarteterweise ausheilten. Besonders bestärkt fühlte ich mich, wenn ich weitere Informationsquellen fand, von Therapeuten, die mit anderen Mitteln zu denselben oder zu ähnlichen Schlüssen gekommen waren – also musste ja etwas „dran sein" an diesem Instrument Muskeltest ...

Aus meiner damaligen Sicht waren die neuen Erkenntnisse absolut sensationell und selbst noch nach 25 Jahren des Prüfens und Praktizierens sehe ich die Zuordnung von Krankheiten und Beschwerden per Muskeltest im Kontext der vier Ursachenkategorien als einfach, genial und revolutionierend an. Diese *Möglichkeit* der Ursachenforschung überhaupt im medizinischen Denken, in Kliniken, Arzt- und Heilpraktikerpraxen bekannt zu machen, halte ich für unbedingt erstrebenswert.

Wo die Türen (noch) nicht offen sind für alternative Heilungsmethoden und wo die Kinesiologie nur schwer Zutritt bekäme, lässt sich diese Untersuchungssystematik aus rein *klinischem* Blickwinkel durchaus in Erwägung ziehen: Der Begriff „Ätiodiagnostik" erscheint mir hierfür sehr einladend und stimmig, denn er überträgt knapp und präzise in die medizinische Terminologie, was die analytische Kinesiologie tut, nämlich nicht bei der Suche nach einer Diagnose stehen zu bleiben, sondern direkt den Ursachen (der Ätiologie) von Erkrankungen oder Beschwerden auf den Grund zu gehen. Über das Verständnis der idiomotorischen Steuerung könnte dem Muskeltest dann auch vielleicht eine bislang verschlossene Tür zur universitären Medizin geöffnet werden.

Bei aller Berücksichtigung von Grenzen der Medizin, die wir auch mit dem Muskeltest nicht beliebig überschreiten können, bleibt eine Fülle von bisher ungenutzten Chancen auf Heilung, vor allem für viele chronisch kranke Menschen und Kranke mit unklarer Diagnostik. Hier kann mithilfe der analytischen Kinesiologie enorm viel krank Machendes aus dem Weg geräumt werden; hier kann mit einfachen Mitteln oft Erstaunliches bewirkt werden. Und das nicht nur im Einzelfall: Aus dem ständig weiter anwachsenden Erfahrungsschatz von Anwendern des Muskeltests könnte man mit entsprechender systematischer Auswertung darüber hinaus grundlegende Erkenntnisse ableiten, die dann präventive Konsequenzen nach sich ziehen würden.

Insofern wäre meine Vision tatsächlich, dass der Muskeltest in jeder heilkundlichen Disziplin, also für alle Ärzte, Zahnärzte und Heilpraktiker, auch für Tierärzte, für Psychotherapeuten, Physiotherapeuten und andere, als Teil der methodischen „Grundausstattung" vermittelt und als so selbstverständlich betrachtet werden sollte wie das Stethoskop. Jeder müsste in seiner Ausbildung erfahren, wie der Muskeltest funktioniert und was er leisten kann (und was nicht), um dann natürlich frei zu entscheiden, ob und wie weit er dieses Instrument nutzen will. *Kennen* sollte ihn jeder, der therapeutisch arbeitet, ebenso wie die einfache Zuordnung zu den vier Kategorien pathogener Einflüsse.

Der Muskeltest und die Kommunikationsfelder

Eigentlich habe ich mich schon dadurch reich beschenkt gefühlt, dass ich den Muskeltest kennengelernt habe und erfolgreich damit arbeiten durfte, ja, ihn sogar anderen Therapeuten weitervermitteln konnte – im Sinne des im Anfangskapitel erwähnten Schatzes, der sich vermehrt, je mehr man ihn nutzt! Doch damit war längst nicht das „Ende der Fahnenstange" erreicht. Während ich mich über Jahre hinweg, vor allem durch meine Seminare und das Schreiben meiner Bücher, intensiv mit dieser Materie auseinandersetzte, kamen auf Nebenwegen noch mindestens ebenso kostbare Schätze ans Tageslicht:

Erst durch wissbegierige oder gar provozierende Fragen von Kursteilnehmern und Kollegen bemerkte ich, welche Aspekte des Muskeltests ich undurchdacht anwendete und dass ich Regeln weitergab, deren Sinn ich selbst nicht verstanden hatte. Durch einige Widersprüche oder Ungereimtheiten unter Muskeltestanwendern wurde ich auch darauf aufmerksam, dass ich vieles nicht erklären konnte, was ich aber im Sinne von Glaubwürdigkeit und Verlässlichkeit für erklärungsbedürftig hielt.

Ich akzeptiere durchaus, dass wir *immer* mit offenen Fragen leben werden; das ist in jeder Art von Forschung so und vor allem bei Neuland und für sich gesehen ist es kein Manko. Dazu rechne ich beispielsweise die Tatsache, dass wir beim Substanztest noch nicht wirklich wissen, auf welcher Form der Wahrnehmung er beruht. Klärung sind wir allerdings immer dann schuldig, wo sich Unvereinbarkeiten auftun. Und das war beim Muskeltesten dann der Fall, wenn die *eine* Gruppe von Anwendern sich nach bestimmten „Gesetzen" richtete und die *andere* Gruppe nach genau entgegengesetzten – und wenn beide Gruppen gewissenhaft arbeiteten und dann Heilungserfolge aufwiesen, die eindeutig auf den Test zurückzuführen waren!

Sollte der Muskeltest sich nicht selbst ad absurdum führen, musste geklärt werden, ob es jenseits der gegensätzlichen Regeln einen gemeinsamen Nenner gab, mit dem der Widerspruch sich aufheben ließ ... Das Ergebnis meiner Auseinandersetzung mit diesem Thema finden Sie in meinem Buch *Die wundersame Welt des Muskeltests.*

Ich brauchte Jahre aufmerksamer Beobachtung und Erkundung, um zu begreifen, welch elementaren Stellenwert eine (weitgehend unbewusste) *mentale Kommunikation* beim Muskeltesten hat. Zwar ist dieses Phänomen der Kinesiologie nicht fremd, denn in jeder ihrer Ausbildungen wird vor sogenannten Erwartungshaltungen gewarnt, die das Testergebnis verfälschen können. Aber was in der Regel nur im Sinne einer Vorsichtsmaßnahme erwähnt wird, eröffnete aus meiner Sicht eine ganz andere Perspektive. Wenn man von kinesiologischen Aspekten absieht, scheint sich der Muskeltest geradezu als das ideale Instrument anzubieten, um die Existenz mentaler Kommunikationsfelder *nachzuweisen!*

Was das heißt, habe ich in dem Abschnitt über mentale Manipulationsversuche erläutert, aber Sie kennen es möglicherweise auch aus anderer kinesiologischer Praxis: vom „Stumm-Testen". (Dort wird der Dialogtest *nur gedanklich,* das heißt *ohne Aussprechen der Sätze* durchgeführt; ich selbst plädiere wegen der erhöhten Gefahr von Fehlern bei nicht sprachlich kontrollierten Aussagen für hörbare Worte, ganz abgesehen davon, dass mir die Achtung vor dem Patienten verbietet, etwas „hinter seinem Rücken" zu tun.) Bitte vergegenwärtigen Sie sich das einmal konkret: Es gibt Situationen, in denen *Ihr* Körper etwas tut, was *ich* will! *Ihr* Muskelsystem führt aus, was in *meinem* Kopf vorgeht, *Sie* sind ein „Zeiger" für das, was *ich* denke ... (Läge es daher nicht auf der Hand, dem Phänomen der Telepathie mithilfe des Muskeltests auf die Spur zu kommen? Welch ein Forschungsgebiet könnte sich da auftun …)

Zurück zur therapeutischen Aufgabe und zur Kinesiologie: Wenn man sich die Tragweite einer mentalen Interaktion bewusst macht, finde ich es nicht übertrieben zu sagen, dass die Arbeit mit dem Muskeltest eine weit größere Verantwortung und Selbstreflexion des Therapeuten erfordert als die meisten anderen Untersuchungsverfahren. Denn jeder Patient muss und wird durch die Reaktion des eigenen Körpers davon überzeugt sein, dass das Ergebnis des Muskeltests immer durch ihn selbst bewirkt wird. Wie sollte er auf die Idee kommen, dass es eine Möglichkeit der mentalen Projektion bis in seine physiologische Reaktion hinein gibt und dass damit Überzeugungen (auch verborgene) des Therapeuten übertragen werden können? Die Reaktion am eigenen Leib wird ihn auf die Echtheit der Ergebnisse vertrauen lassen; und dieses Vertrauen muss uns Therapeuten verpflichten, die notwendigen Qualitäten zu entwickeln, die man braucht, um den Muskeltest kompetent und vertrauens*würdig* anzuwenden.

Persönliche Qualitäten

Die Aussicht, „therapeutische Qualitäten" zu entwickeln, erscheint neben den ungewöhnlichen Möglichkeiten des Muskeltests vielleicht weniger spektakulär, aber solche Qualitäten sind nicht nur beim

Muskeltest, sondern weit darüber hinaus wertvollstes Kapital. Durch den Kontakt mit vielen Ärzten und Heilpraktikern in meinen Kursen wurde mir sehr schnell klar, welch entscheidende Rolle die Persönlichkeit des Therapeuten für einen heilsamen Umgang mit Kranken spielt – ebenso wie für verlässliche Untersuchungen mit dem Muskeltest.

Welche Facetten der Persönlichkeit sind es, auf die es hier ankommt? Was zeichnet diejenigen aus, die „richtig gut" arbeiten? Und wie kommt man dahin, im Umgang mit dem Muskeltest – und als Therapeut überhaupt – immer klarer, verständiger und damit „besser" zu werden?

Recht bald wurde in unseren Kursen der Wunsch nach einer solchen Anleitung laut, aber ich konnte die einzelnen Fäden in dem Knäuel meiner Vermutungen nicht entwirren, um daraus etwas Handfestes weiterzugeben. Eine Weile hatte ich befürchtet, dass „gutes Therapieren" eine rein subjektive Sache sei und dass es keine Kriterien gebe, mit denen persönliche Reife sich beurteilen oder gar entwickeln lasse. Solche Kriterien sind jedoch unerlässlich, wenn es darum geht, andere Menschen anzuleiten, weil sonst sowohl die Zielsetzung wie auch die Schritte dorthin willkürlich und unkonkret wären. Andererseits konnte ich mich nicht mit dem Gedanken abfinden, persönliches Wachstum sei nur einem passiven und zufälligen Prozess zu überlassen, zumal ich es bei verschiedenen Menschen anders erlebt hatte. Was also ist zu tun, wenn doch die therapeutische Persönlichkeit mit das wertvollste Kapital ist, das wir einem Kranken zur Verfügung stellen können?

Durch eine völlig andere Thematik, nämlich meine intensive Beschäftigung mit Weltsichten und Glaubensfragen, wurde mir zunehmend ein Zusammenwirken von vier Faktoren bewusst, die jeweils einzeln betrachtet werden können, aber für eine persönliche Reifung unabdingbar Hand in Hand gehen müssen: eine klare Denkkultur, die Schulung der Innenwahrnehmung, die Kommunikation und die Bereitschaft zu persönlichem Umlernen. Der Weg auf dieser Spirale führt durch bewusste Interaktionen Schritt für Schritt zu tieferem Verständnis, zu Urteilsfähigkeit und Unabhängigkeit von Mainstream und Dogmen, zu Authentizität, Freiheit und Beziehungsfähigkeit – und das auf eine erfassbare Weise!

Diese Erkenntnis erschien mir banal und aufregend zugleich. *Banal*, weil es auf den ersten Blick so aussieht, als wäre dieses Ineinanderwirken der vier Faktoren selbstverständliches Allgemeingut. Möglicherweise denken auch Sie (wie ich zunächst) an die zahlreichen Kurse und Ratgeber zu Wahrnehmung und Intuition, zu Kommunikation und Beziehung und natürlich zu persönlicher Entfaltung. Bücher mit Anregungen zum selbstständigen Denken kursieren ja reichlich. Was also sollte daran bemerkenswert sein?

Aufregend wurde es dann, als ich nach Darstellungen suchte, die diese Einzelaspekte zueinander in Beziehung setzen: Ich fand so gut wie nichts, zumindest nichts, was dem Stellenwert des *Zusammenspiels* gerecht wurde. Der Wert, der in einem gleichrangigen, bewussten Miteinander und einer klugen *Verknüpfung aller vier Aspekte* liegt, ist entweder so selbstverständlich, dass man das gar nicht erst in Büchern oder Seminaren erwähnen muss – oder er wird tatsächlich weitgehend unterschätzt. Meine weitere bewusste Beobachtung an mir selbst, im Kontakt mit Patienten, im Einzelunterricht von Therapeuten, in Arbeitsgruppen oder zusammen mit Freunden und sonstigen Gleichgesinnten sprach eindeutig für Letzteres.

Aufregend ist es allerdings nicht in demselben Sinne wie damals bei der spektakulären ersten Bekanntschaft mit dem Muskeltest, sondern weil sich mir nach Abschluss einer Aufgabe, die mich ein Vierteljahrhundert begleitet hat, tatsächlich eine neue Tür öffnet – ausgerechnet die Tür zur Erfüllung eines Herzenswunschs: Während mein „Kind", die analytische Kinesiologie, aus dem Haus gehen und sich mit anderen Anwendern und Ausbildern selbstständig machen kann, kann ich endlich auch etwas weitergeben von dem, was mir nun schon seit einigen Jahren am Herzen liegt: das Prinzip der „4-Elemente-Spirale", wie ich das Ineinanderwirken von Denkkultur, Schulung der Innenwahrnehmung, Kommunikation und Bereitschaft zur Selbstveränderung nennen möchte.

Mit ihr wird es möglich, in diesen Bereichen persönliche Qualitäten zu identifizieren, zu „objektivieren“ und zu kultivieren, konkrete Anregungen zu geben, bei Bedarf zu korrigieren und konstruktiv anzuleiten! Damit sind interessierten Menschen Werkzeuge an die Hand gegeben, mit denen sie sich selbstständig auf einen Wachstumsweg machen können. Ein erster praktischer Schritt in diese Richtung ist mein Buch über psychologische Kinesiologie, in dem diese „4-Elemente-Spirale“ einen zentralen Platz hat. (Näheres dazu auf meiner Internetseite: www.praxis-keding.de/Ausbildung)

In diesem Sinne danke ich Gott für einen wunderbar geführten Weg; und ich danke allen Menschen, die mich in all den Jahren unterstützt, gelehrt, ermutigt oder herausgefordert haben. Ich danke für das Vertrauen von Patienten und Kursteilnehmern, die sich beim Muskeltest auf ein anfangs noch sehr ungewöhnliches Instrument eingelassen und damit auch mir eine Chance zu Erfahrungen und tieferem Verstehen eröffnet haben – möge es ihnen allen zum Guten gedient haben.

Wie auch immer Sie, liebe Leserin und lieber Leser, Ihren Weg weitergehen, ob mit oder ohne Muskeltest, gradlinig oder in Spiralen – Gott segne Sie und Ihr Wirken und schenke Ihnen Freude und Gelingen bei dem Bemühen, Heilsames in die Welt zu tragen!

Dr. Christa Keding

ANHANG

Einstieg ins Muskeltesten und Arbeitshilfen

Jedes Instrument beweist seinen Nutzen nur dann, wenn es an geeigneter Stelle und in passender Weise angewendet wird. Das gilt auch für den Muskeltest im Arbeitssystem der analytischen Kinesiologie. Es steht also an, das Instrumentarium praxistauglich in die eigenen Arbeitsabläufe zu integrieren – bzw. es zuvor für die eigene Arbeit praxistauglich zu *machen.*

Keine Fertigkeit ohne Training, kein Lernen ohne Erfahrung, keine Erfahrung ohne Fehler – trauen Sie sich, den Muskeltest anzuwenden! Fähigkeiten entstehen nicht, indem Sie Fehler durch Nichtstun vermeiden, sondern indem Sie den Test ausprobieren, Fehler erkennen und eingestehen und sich schrittweise mit dem Instrument weiterentwickeln. Die Sorgfalt, die ich im Umgang mit einer solchen Arbeitsweise für unabdingbar halte, will keine Berührungsängste vermitteln, sondern eine umsichtige Art und Weise in der Anwendung des Instruments. Deshalb: *Warten* Sie nicht auf Gelegenheiten, sondern *suchen* Sie sie! Hier ein paar Anregungen:

Wen testen?

Jeden, der dazu bereit ist! Solange Sie sich und Ihrem Gegenüber deutlich machen, dass Sie zunächst *trainieren und Erfahrungen machen* möchten (und dass Sie nicht gleich „den Test vermitteln“ oder „etwas austesten“ wollen), wird Ihnen selten jemand die Bitte abschlagen. Hier bietet es sich an, im aufgeschlossenen Familien- und Freundeskreis zu beginnen. Bitte ersparen Sie sich besonders am Anfang die „harten Nüsse“ notorischer Skeptiker! Sie haben vermutlich durchaus auch Patienten, die sich gern für erste Schritte zur Verfügung stellen. Ganz besonders zu empfehlen sind Trainings- und Intervisionsgruppen, in denen unbefangener experimentiert werden kann.

Was testen?

Seien Sie sparsam mit Testungen, bei denen die Neugier auf vielerlei *inhaltliche* Informationen im Vordergrund steht, und konzentrieren Sie sich zunächst auf Möglichkeiten, den Testvorgang *als solchen* in unterschiedlichen Spielarten auszuloten. Geeignete Objekte sind für den Anfang vor allem Nahrungs- und Körperpflegemittel, aber durchaus auch Medikamente (sofern Sie sie auch ohne den Ratgeber Muskeltest verordnen würden).

Wenn die Test*technik* immer wieder Probleme macht (– der Proband ermüdet rasch oder klagt über Armschmerzen; es ist kein klares Einrasten zu spüren; das „Nein“ ist uneindeutig …):

- Bitten Sie um kontinuierliches Feedback der Probanden.
- Prüfen Sie sich im Waagentraining! (Siehe Kapitel „Testtechnik“)

Über allem Testen stehen drei Maximen:

1. *Sammeln* Sie Erfahrungen!

2. *Prüfen* Sie diese Erfahrungen.

3. *Erweitern* Sie Ihre Erfahrungen.

Und zwar in genau dieser Reihenfolge.

1. Erfahrungen sammeln!

Nur indem Sie sich *mit einem überschaubaren Repertoire* in verschiedene Testsituationen mit unterschiedlichen Menschen begeben, werden die weiterführenden Fragen auftauchen, aus deren Klärung Sie mehr und mehr Sicherheit entwickeln für die nächsten Schritte. Deshalb:

- Experimentieren Sie viel, aber mit eher wenigen Inhalten.
- Dokumentieren Sie konsequent Ihre Fragen und Irritationen ebenso wie auch kleinere und größere Erfolgsmeldungen (siehe unten im Abschnitt „Denkzettel“).

2. Prüfen Sie Ihre Experimente und Erfahrungen …

- hinsichtlich Eindeutigkeit der Testergebnisse und erfolgreicher Testtechnik(– bitten Sie die Probanden um Rückmeldung, wie Ihre Testweise empfunden wird)
- durch bewusste Selbstreflexion nach dem Z-T-L-Prinzip (Zentrierung, Technik, Logik – siehe Seite 223)
- durch Stimmigkeitsabgleich, wo immer möglich
- durch qualitätsorientierte – selbstkritische – Arbeitsgruppen
- durch praktische Einzelausbildung und persönliche Supervision

3. Erweitern Sie Ihre Erfahrungen, sobald Sie in den einfachen Anwendungen sicher geworden sind:

Beziehen Sie den Test gegebenenfalls zunehmend in Ihre Arbeit ein.

Erweitern Sie das Test*spektrum* mit den schon vertrauten Probanden, indem Sie zum Beispiel zunächst die individuelle Ursachenforschung am Symptom einbeziehen und – sobald Sie darin Sicherheit gewonnen haben – eventuell auch die Alarmpunkte.

* * *

Darüber hinaus muss in einer laufenden Praxis der Einstieg in die Muskeltestanwendung, wenn er gut gelingen soll, meist einer von zwei grundsätzlich verschiedenen Praxiskonstellationen angepasst werden:

- Entweder: Sie arbeiten ohnehin schon komplementärmedizinisch und werden aufgrund dieser Ausrichtung gezielt von Patienten aufgesucht. Dies ist meist die Grundlage bei der Konsultation von Heilpraktikern oder naturheilkundlich ausgerichteten Ärzten.
- Oder: In einer „normalen" (beispielsweise hausärztlichen) Praxis mit typischer konventionell-medizinischer Patientenklientel wollen Sie den Muskeltest *allmählich* beziehungsweise als *Zusatzangebot* integrieren, das heißt, die Patienten kennen bislang im Wesentlichen nur Schulmedizin.

Zum ersten Fall:

Hier sind die Türen ja bereits offen, die Patienten sind eine andere medizinische Sichtweise und unkonventionelle Methoden gewohnt. Da ist es wohl kaum überraschend, wenn Sie den Muskeltest ins Spiel bringen und durch die Ursachensuche mit der analytischen Kinesiologie die Odyssee manches chronisch Kranken beenden. Wenn Sie zunächst zurückhaltend agieren möchten oder sich noch unsicher fühlen, empfehlen sich die folgenden Schritte:

1. Weisen Sie den Patienten auf den Muskeltest als Instrument der Ursachenforschung hin, bieten Sie, soweit erforderlich, Informationsquellen dazu an, zum Beispiel Internet, Literatur, Flyer, Anschauungsmaterial (Filme) etc.
2. Klären Sie die Ursachenkategorien einzelner, vor allem besonders belastender, Symptome.
3. Prüfen Sie die jeweiligen Kategorien und die entsprechende Behandlung im Rahmen der eigenen Kenntnisse und Möglichkeiten mit dem Muskeltest.
4. Bei einigen Erkrankungen ist, vor allem bei voraussichtlich längerer Dauer der Ursachenbehandlung, ein Test von Auslösern bzw. Verstärkern der Symptome entlastend und beschleunigt den Regenerationsprozess.
5. Bei Unsicherheiten und Grenzen: Nehmen Sie Konsilium oder kollegiale Kooperation in Anspruch.

Zum zweiten Fall:

Ihre Patienten suchen in der Regel „gute, aber normale“ ärztliche Betreuung und nicht primär Alternatives. Hier treffen Sie als Therapeut in der Regel bei einigen auf offene Ohren, häufig bis überwiegend aber auf Skepsis. In diesem Fall ist die moderate Annäherung zu empfehlen, je nachdem, wie aufgeschlossen die Patienten nach Ihrer Einschätzung komplementären Methoden gegenüberstehen. Informieren und „kommen lassen“ ist erfahrungsgemäß zwar langsamer, aber wirksamer als das mühsame „Bekehren“ der Zweifler und Skeptiker.

Nach meiner eigenen Erfahrung in der Hausarztpraxis bewährt sich folgendes Vorgehen:

1. Legen Sie Informationsmaterial im Wartezimmer aus oder händigen Sie es infrage kommenden Patienten persönlich aus.
2. Führen Sie diejenigen Patienten, die Sie als interessiert einschätzen, in kleinen Schritten persönlich an den Muskeltest heran:
3. Vermitteln Sie das Testprinzip durch einfache Demonstrationen, verbunden mit dem Hinweis, dass man auf dieses Instrument bei Gelegenheit zurückgreifen könne;
4. Bauen Sie, wo es sich anbietet, einen Nahrungsmittel- oder Medikamententest ein.
5. Informieren Sie diejenigen Patienten, die Ihnen wegen schwerer oder unklarer Gesundheitsstörungen für die Ursachenforschung besonders am Herzen liegen, über die Möglichkeit der analytischen Kinesiologie und führen Sie sie schrittweise auf eine Muskeltestuntersuchung hin:
6. Geben Sie ihnen Hintergrundinformationen (Literatur, Internet).
7. Demonstrieren Sie den Test zunächst *ohne* Bezug zu den jeweiligen Beschwerden.
8. Bieten Sie erst bei Akzeptanz des Patienten („darüber schlafen lassen“) selbst die Ursachenklärung an oder lassen Sie ihn, sofern Sie sich noch unsicher fühlen, „konsiliarisch“ testen.

„Denkzettel"

Wenn Sie die hier vorgestellten „Bausteine" in Ihre therapeutische Arbeit integrieren, werden sich voraussichtlich Fragen auftun, die sich in der Theorie noch nicht gestellt haben – und genau auf diese praxisrelevanten Fragen kommt es an, wenn man die Verlässlichkeit des Muskeltests als Arbeitsinstrument und die Brauchbarkeit des Systems prüfen möchte. Letztlich hängt therapeutische Verlässlichkeit – und damit der Erfolg – davon ab, dass Sie Möglichkeiten und Grenzen der Instrumente selbst erleben, dass Sie Highlights und Flops verstehen, dass Sie Sicherheit gewinnen durch Stimmigkeitsabgleich oder auch durch das nachträgliche Klären von Irritationen und Fehlern.

Testergebnisse aus dem Muskeltest müssen, wie alle anderen relevanten Befunde auch, dokumentiert werden. Damit Sie den Aufwand so gering wie möglich halten und zugleich maximal evaluieren können, gebe ich Ihnen hier ein paar bewährte Tipps:

Für diejenigen, die ungern ausführlicher schreiben, empfehlen sich Dokumentationen auf tabellarischen Vorlagen, die man vor allem für häufig wiederkehrende Untersuchungsgänge vorab erstellen und für jeden Patienten kopieren kann. (Raster für Nahrungsmittel- oder Materialverträglichkeit, Raster für Arzneien und Therapiemittel, Ursachenkategorien von Beschwerden und Ähnliches) Solche Vorlagen erleichtern die Übersicht und erlauben Ihnen Aufmerksamkeit für die Zuwendung zum Patienten.

Darüber hinaus empfehlen sich an jedem Arbeitsplatz …

- farbige Haftklebestreifen (zum Beispiel „Post-it") in Gelb und Grün

- verschiedenfarbige A6-Kärtchen, vor allem in Gelb und Grün (evtl. eine weitere Farbe)
- zwei farbige Mappen oder Sammelboxen (gelb und grün)

Auf jeder Art von Papierdokumentation kann schon während oder unmittelbar nach einer Testsitzung markiert werden, zum Beispiel:

- gelbe Haftklebemarker für alle unklaren Ergebnisse oder sonstige Unsicherheiten
- grüne Marker für Bestätigungen und Erfolge (analog den grünen A6-Kärtchen)

(Falls Sie elektronisch dokumentieren, werden Sie vermutlich ein vergleichbares System ausfindig machen können.)

Der Vorteil: Wenn im Zuge der Dokumentation sofort Klebemarker an die Karteikarte angebracht werden, braucht das keinen gesonderten Arbeitsgang und die Markierungen fallen immer wieder ins Auge, sobald die Patientenkartei in die Hand genommen wird, animieren also zum Nachschauen. Falls sich gelb markierte Unsicherheiten im Nachhinein klären, braucht der Klebestreifen nur abgezogen zu werden – oder vielleicht wird er durch eine grüne Erfolgsmarkierung ersetzt?

Die A6-Kärtchen hingegen können etwas größeren Denkpausen vorbehalten bleiben und weiterhin Ungeklärtes oder grundsätzliche Fragen sammeln (jede Frage kommt auf ein gesondertes Kärtchen): Vielleicht veranlasst Sie eine Patientensitzung zu einer übergeordneten oder allgemeinen Überlegung, die Ihnen bei ausschließlichem Markieren in der Patientenkartei entschwinden würde. Ebenso können Sie hier Fragen und Anmerkungen notieren, die nach wiederholtem Sichten der markierten Befunde nicht geklärt oder weiterhin verfolgenswert sind.

Sinnvollerweise sammeln Sie diese Kärtchen in einer Box oder in (farbig vorsortierten) Mappen, um sie in unerwarteten Pausen beziehungsweise in regelmäßigen Abständen erneut durchzusehen und gegebenenfalls zu differenzieren, was sich inzwischen geklärt hat oder was vertiefte Recherchen benötigt.

Auch aus den „Minidokumentationen“ der grünen Erfolgskärtchen können Sie „Maxinutzen“ ziehen. Wer zu ehrlicher Selbst- und Qualitätsprüfung bereit ist, sollte ebenso die „grüne Ablage“ hin und wieder kritisch sichten, und zwar unter folgendem Aspekt: Wenn Sie mit dem Muskeltest Treffer gelandet haben – waren diese „zielgenau“, ohne Streubreite und damit beweiskräftig oder lagen die Ergebnisse im Bereich hoher Wahrscheinlichkeit, waren also eher belanglos?

Sofern nach dem Test Heilung oder Besserung eintrat: Wie hoch schätzen Sie die Heilungswahrscheinlichkeit ohne therapeutische Intervention ein? Ist demnach anzunehmen, dass der Test *maßgeblich* mitgewirkt hat?

Und vor allem: Die Erfolgskärtchen können ein wirksames „Heilmittel“ in Arbeitskrisen werden, indem sie Ihnen alles früher Gelungene und Überraschende in Zeiten der Frustration wieder ins Gedächtnis rufen.

* * *

Sofern Sie sich kreativ und intensiv mit dem Instrument Muskeltest auseinandersetzen möchten, könnten Sie noch eine weitere Zettelkategorie einrichten: „Gute Ideen“ – Anregungen, die Sie gelegentlich weiterverfolgen und erforschen wollen.

Hier im Anschluss finden Sie darüber hinaus noch weitere wichtige „Zettel“, nämlich Tipps für typische Problemsituationen beim Muskeltesten und eine Übersicht zum Fehlercheck. Die Stichwörter zeigen auf, in welcher Form der Selbstreflexion Sie Unsicherheiten klärend durchdenken können.

Diese Checklisten lassen erkennen, dass der Muskeltest kein losgelöstes, selbsttätiges System ist, sondern immer in einen Kontext gehört. Der kleine Zeiger „Muskelkontrolle“ reagiert nicht im bezugslosen Raum, sondern basiert auf durchdachten Überlegungen zur untersuchten Materie. Daraus ergibt sich zwangsläufig, wo der Muskeltest seinen Platz hat und wo nicht. Er ist ausschließlich in *dem* Kompetenzbereich angebracht, in dem wir seine Aussagen beurteilen – durchdenken! – und die Verantwortung für die resultierenden Konsequenzen tragen können. Denn:

> Der Muskelreaktionstest legitimiert zu nichts, was man nicht ohne ihn auch tun dürfte!

Wie schon in vorausgehenden Kapiteln angesprochen, wird auch hier noch einmal deutlich, dass die entscheidende Kunst im Umgang mit dem Muskeltest in einem logischen Denkvermögen auf der Basis von Verantwortungsbereitschaft liegt. Wer den Einsatz dieses Instrumentariums selbst bestimmen und beherrschen möchte, braucht nur die letztlich einfachen Elemente der Testtechnik, der idiomotorischen Vorgaben und das Wissen um die Interaktion der Kommunikationsfelder zwischen Untersuchendem und Proband. Wer diese Elemente verinnerlicht und sich zu eigen macht, kann sie prinzipiell jederzeit in den eigenen Arbeitsbereich übersetzen und wird dieses Untersuchungsinstrument nicht mehr missen wollen.

In diesem Sinne wünsche ich Ihnen Freude und Gelingen in der fruchtbringenden und heilungsfördernden Arbeit mit der analytischen Kinesiologie!

Selbstklärung bei typischen Problemsituationen

1. Sie trauen einem Testergebnis nicht, halten es für „unmöglich" oder unwahrscheinlich?

Fragen Sie sich: Würden Sie den Patienten in Gefahr bringen, wenn Sie dem Testergebnis folgten?

- *Wenn Gefahr besteht* (siehe unten, Punkt 2): Welche zusätzlichen Klärungswege können Sie einbeziehen?
- *Wenn Gefährdung nicht beurteilbar:* Im Zweifelsfall Rat einholen
- *Wenn keine Gefahr:* Kann abgewartet werden, ob sich das Ergebnis im weiteren Verlauf klärt? Können Sie es also eine Weile „stehen lassen"?

In jedem Fall: Test bei der nächsten Begegnung wiederholen!

Fragen Sie sich: Wen verunsichert das Ergebnis – Sie oder den Patienten?

- *Wenn es Sie verunsichert:* Markieren Sie den Test zur „Wiedervorlage" (gelbe Aufkleber), verfolgen Sie den Verlauf, suchen Sie andere Möglichkeiten zum Stimmigkeitsabgleich. Falls es sich nicht klärt, aber relevant bleibt: gelber Zettel, vertiefte Recherche (dabei meist hilfreich: mein Buch *Die wundersame Welt des Muskeltests)*
- *Wenn es den Patienten verunsichert:* Was braucht er, um sich mit Ihren Ergebnissen sicher zu fühlen? – Stimmt die therapeutische Basis, handeln Sie im Rahmen Ihrer Kompetenz? – Liegt hinter seinem Zweifel etwas Übergeordnetes?

Fragen Sie sich: Wie war das Testsetting? (Z-T-L-Prüfung: Seite 223)

Niemals krampfhaft eine Klärung per Muskeltest *erzwingen!* (Wer könnte dann noch entspannt-zentriert sein?)

2. Sie sorgen sich darum, ob der Patient in Gefahr ist und ob die Arbeit mit dem, was der Muskeltest anzeigt, ausreicht und verantwortbar ist? Meine Empfehlungen:

- Zusätzlich auf vertraute andere Entscheidungskriterien zurückgreifen
- Konsilium mit kompetenten Ratgebern suchen, nicht allein entscheiden
- Dem Patienten Ihre Bedenken mitteilen, damit er sich nicht in falscher Sicherheit wiegt – unbedingt auf (auch schulmedizinische) Alternativen aufmerksam machen!
- Engen Kontakt halten, kurzfristige Kontrolltermine vereinbaren (lieber kurze Begegnungen in kurzen Abständen als Marathontests)

3. Sie sind unzufrieden mit dem Behandlungsverlauf?

- Heilung braucht oft Zeit!
  Sind Sie ungeduldig, setzen Sie sich unter Druck?
  Haben Sie oder der Patient überzogene Erwartungen?
- Unzufriedenheit als Warnhinweis:
  Sind Sie aus ganzheitlicher Perspektive (noch) auf dem richtigen Weg oder umkreisen Sie einen Teilaspekt, der allein für den Heilungsprozess nicht ausreicht?
  Stimmt die Therapeut-Patient-Beziehung (noch)?
- Nicht alles ist „machbar"!
  Geht es vielleicht darum, Unabwendbares (etwa eine unheilbare Krankheit) sinnhaft einzubetten und mitzutragen?
- Sie finden keine Erklärung?
  Nehmen Sie Individualunterricht oder Supervision in Anspruch!

Fehlercheck

Der Fehlercheck nach dem Z-T-L-Prinzip gehört – *in genau dieser Reihenfolge* – zu jeder Selbstreflexion bei befremdlichen Testergebnissen oder wenn Unsicherheit auftaucht; darüber hinaus empfiehlt er sich immer wieder als Stichprobe zur Selbstkontrolle:

Z = Zentrierung

T = Testtechnik

L = Logik

Zentrierung umfasst:

- ungeteilte Aufmerksamkeit für Patient und Testsituation
- ausreichend Zeit, Entschleunigung des Testprozesses
- ruhiges Ambiente ohne Ablenkungen
- eigene entspannte und klare Verfassung
- ständige Bewusstheit dessen, was man gerade tut und wo man sich befindet: in der Therapeut-Patient-Beziehung – in der Testarbeit – in den eigenen Gedanken, Gefühlen und Vorstellungen

Testtechnik muss berücksichtigen:

- Test*druck* (laaaangsame Drucksteigerung, am besten durch Gewichtsverlagerung; gegebenenfalls Training mit einer analogen Küchenwaage!)
- Test*funktion* im Sinne von …
  - Dialog (Kommunikation in vollständigen Sätzen) oder

– Raster (Ein Auftrag wird nach gewünschten Kriterien vorgegeben, der Test selektiert – ohne Worte – nach „trifft zu“ und „trifft nicht zu“.)

(Test-) Logik beinhaltet:

- Systematik
  - Bewegen Sie sich im Test vom Allgemeinen zum Speziellen?
  - Haben Sie noch die Verbindung zum Ausgangspunkt und den Überblick über den Testweg?
  - Ist das Raster, das Sie vorgegeben haben, aussagekräftig und eindeutig?
- Stimmigkeit: Passen die Ergebnisse zu früheren Etun rgebnissen, Anamnesen und anderen Befunden? (Wenn Behandlungsempfehlungen per Muskeltest von Tag zu Tag wechseln, Störfelder heute auftauchen und morgen verschwinden, andere Untersucher mit vergleichbaren Methoden *genau das Gegenteil* testen, muss der ZTL-Check noch einmal von vorn durchdacht werden.)
- Kompetenz: Haben Sie von dem Gebiet, auf dem Sie testen, zumindest so viele Kenntnisse, dass Sie auch *ohne* Test wüssten, was zu tun ist? –

Zur Erinnerung:

> Der Muskeltest als solcher legitimiert zu nichts, was man nicht *ohne* ihn auch tun dürfte oder könnte!

Literaturempfehlungen

Weiterführende Bücher zur Kinesiologie:

Diamond, Dr. John: *Der Körper lügt nicht*, Kirchzarten 1983

Keding, Dr. Christa: *Die wundersame Welt des Muskeltests*, Zürich 2008

Keding, Dr. Christa: *Gesund durch psychologische Kinesiologie*, Zürich 1999 (vergriffen)

la Tourelle, Maggie, und Anthea Courtenay: *Was ist Angewandte Kinesiologie?*, Kirchzarten 1992

Lechner, Dr. Johann: *Armlängenreflex-Test und Systemische Kinesiologie*, Kirchzarten 2002

Rossaint, Dr. Alexander: *Medizinische Kinesiologie, Physio-Energetik und Ganzheitliche (Zahn-) Heilkunde*, Kirchzarten 2005

Thie, John, und Matthew Thie: *Touch for Health. Das umfassende Standardwerk für die Praxis*, Kirchzarten 2006

Thurnell-Read, Jane: *Effektive Fragetechniken in der Kinesiologie*, Kirchzarten 2005

Thurnell-Read, Jane: *Nahrungsmittel und Nährstoffe effizient austesten*, Kirchzarten 2009

Bücher zu Krankheitsursachen:

Cornelius, Peter: *Nosoden und Begleittherapie*, Heidelberg 1990

Daunderer, Max: *Handbuch der Amalgamvergiftung*, Landsberg 1993

Delarue, F. und S.: *Impfungen, der unglaubliche Irrtum*, München 2008

Graf, Karlheinz: *Störfeld Zahn*, München 2010

Hill, Hans-Ulrich: *Chronisch krank durch Chemikalien*, Aachen 2008

KATALYSE Institut für angewandte Umweltforschung: *Das große Strahlen – Handy & Co.*, Köln 2002

Kneißl, Dr. Georg: *Impfratgeber aus ganzheitlicher Sicht*, München 2010

Reitz, Sonja: *Heilung in Sekunden durch Narbenentstörung*, Hamburg 2008

Smrz, Peter: *Amalgam – die verharmloste Zeitbombe*, Ulm 1989

Hilfreiche Online-Informationen:

Elektrosmog und Umweltgifte: www.katalyse.de und www.umwelt-lexikon-online.de

Gesellschaft für ganzheitliche Zahnmedizin: www.gzm.org

Impfungen: www.impf-portal.de

Stichwortverzeichnis

Über die Autorin

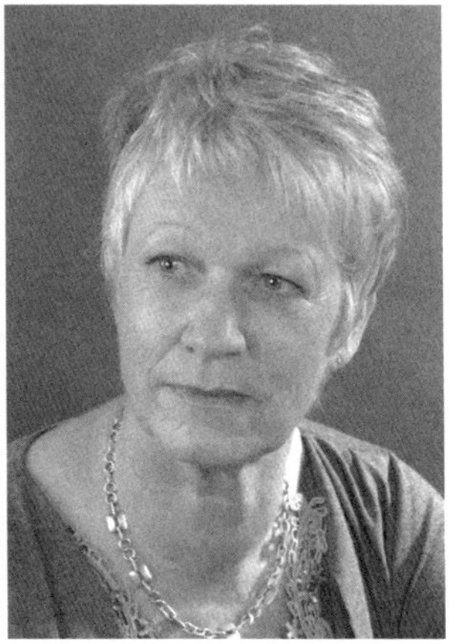

Dr. Christa Keding, Jahrgang 1948, studierte in Göttingen Medizin. Nach Klinikzeit (Innere Medizin, Schwerpunkt Nephrologie und Onkologie) und Praxisassistenz ließ sie sich als allgemeinmedizinische Landärztin im Rheinland nieder. 1994 erwarb sie die Zusatzbezeichnung „Psychotherapie“. Ab 1988 absolvierte sie eine umfassende Ausbildung in Kinesiologie. Seitdem setzte sie sich intensiv mit dem Muskeltest auseinander, suchte nach einer vereinfachten Anwendungssystematik für die Praxis und entwickelte die analytische Kinesiologie führte. In den Jahren 1992 bis 2011 gab sie ihre Erfahrungen in Seminaren weiter; inzwischen bietet sie Individualausbildung für Kursleiter und Therapeuten an. Frau Dr. Keding arbeitet seit 2003 in privater Praxis in Hamburg; sie hat zwei erwachsene Töchter.

Bisherige Buchveröffentlichungen: *Gesund durch analytische Kinesiologie* (1998), *Gesund durch psychologische Kinesiologie* (1999), *Die wundersame Welt des Muskeltests* (2008).

Nähere Informationen und Kontakt: www.praxis-keding.de

Bradley Nelson:

Der Emotionscode

Leseprobe: www.vakverlag.de

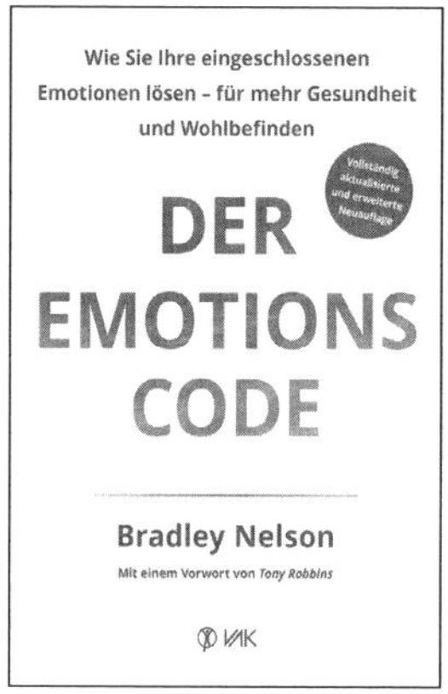

Emotionen beeinflussen unser Denken, unser Handeln und unsere Beziehungen. Emotionale Blockaden können Schmerzen, Funktionsstörungen und Krankheiten auslösen. Die in diesem Buch beschriebene Selbsthilfemethode zeigt Ihnen, wie Sie solche eingeschlossenen Emotionen lokalisieren und mithilfe eines Magneten, der dem Körper einen Regulationsimpuls gibt, einfach auflösen. So können Sie Beeinträchtigungen rasch beseitigen und körperliche Beschwerden beenden. Diese stark erweiterte Neuausgabe wurde um zusätzliche Kapitel, neue Erfahrungsberichte, neue Anwendungen für den Muskeltest und vieles mehr erweitert.

432 Seiten, zahlreiche Abb., Klappenbroschur (15 x 21,5 cm)
ISBN 978-3-86731-241-7

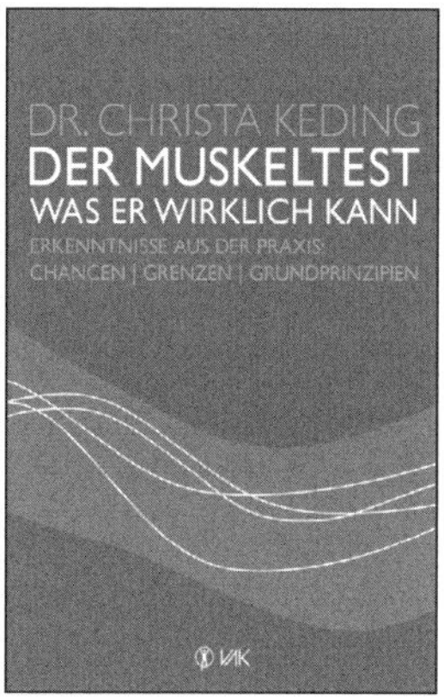

Dr. Christa Keding:

Der Muskeltest – Was er wirklich kann

Erkenntnisse aus der Praxis:
Chancen, Grenzen, Grundprinzipien

Leseprobe: www.vakverlag.de

Die erfahrene Ärztin erläutert in diesem Buch den methodischen Hintergrund für den Muskeltest, beleuchtet Unsicherheiten in der Anwendung und arbeitet die Kritikpunkte von Skeptikern sachlich auf. Konkret und umfassend belegt sie die Vorzüge des Muskeltests und wendet sich entschieden gegen seine missbräuchliche Verwendung. Ihre differenzierte und reflektierte Darstellung seiner Grundprinzipien, Einsatzmöglichkeiten und Grenzen liefert die professionelle Grundlage für seine breite Einführung in die therapeutische Praxis.

272 Seiten, 4 Abbildungen,Paperback (15 x 21,5 cm)
ISBN 978-3-86731-133-5

Dr. Christa Keding:

Praxisbuch Psychologische Kinesiologie

Seelische Konflikte, emotionale Krisen und belastende Verhaltensmuster schnell lösen – mit Stress Release

Leseprobe: www.vakverlag.de

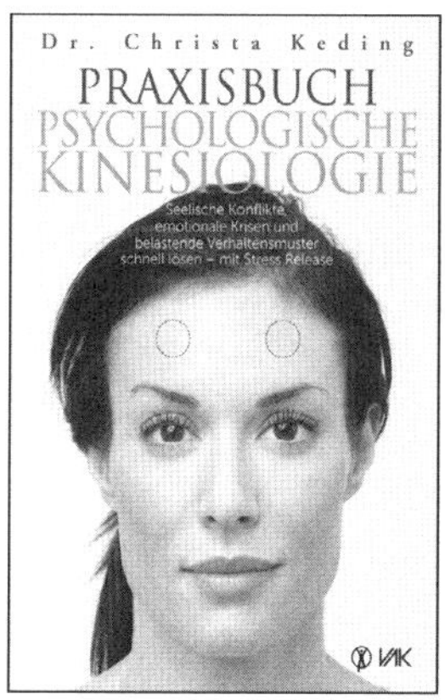

Psychotherapie muss nicht heißen, dass Kindheitserfahrungen über Jahre hinweg „aufgearbeitet" werden. Zwei Instrumente aus der Kinesiologie können psychische Heilungsprozesse erleichtern: Der Muskeltest fungiert als neuromuskulärer „Übersetzer" des Unbewussten und fördert das Verständnis für innerpsychische Zusammenhänge. Die Stress-Release-Technik schafft eine neue neurophysiologische Ausgangsbasis, indem sie eine „synaptische Weiche" im Gehirn umstellt. So verändern sich Fehlprägungen schnell und durchgreifend.

232 Seiten, 5 Abbildungen, Paperback (15 x 21,5 cm)
ISBN 978-3-86731-136-6

Abonnieren Sie unseren Newsletter (gratis) unter: www.vakverlag.de

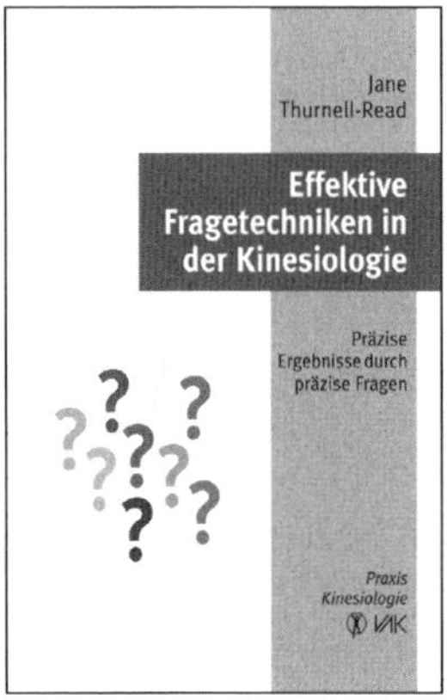

Jane Thurnell-Read:

Effektive Fragetechniken in der Kinesiologie

Präzise Ergebnisse durch präzise Fragen

Leseprobe: www.vakverlag.de

Verbale Fragen präzise zu stellen spielt besonders in der Kinesiologie ein wichtige Rolle, denn unsachgemäß formuliert können sie zu falschen Schlussfolgerungen führen. Das Buch soll Anwendern von Fragetechniken helfen, ihre Fähigkeit, verbale Fragen zu stellen, zu verbessern und so mehr Vertrauen in die eigene Arbeit zu entwickeln. Es vermittelt kein neues Verfahren, sondern hilft, das bereits vorhandene praktische Wissen zu erweitern und effizient einzusetzen. Mit Formulierungshilfen für die praktische Umsetzung.

126 Seiten, Paperback (15 x 21,5 cm)
ISBN 978-3-935767-54-5

Gabriele Neuenfeld, Gabriele Förder:

Kinesiologie für jeden Tag

Stress abbauen, Schmerzen lindern, Blockaden lösen

Leseprobe: www.vakverlag.de

Die Autorinnen zeigen, wie man mit kinesiologischen Techniken Blockaden löst und Stress abbaut, Schmerzen lindert und seine Ziele leichter erreicht. Die Übungen sind mit 80 detaillierten Fotos und Abbildungen illustriert und können leicht in den Alltag integriert werden. Auch Tipps für die Erste Hilfe etwa bei Schmerzen und Verdauungsbeschwerden sind in diesem praktischen Einsteigerbuch enthalten. Gleichzeitig bietet die aktualisierte und erweiterte Neuausgabe eine wertvolle Übersicht für erfahrene Anwender und Therapeuten.

160 Seiten, vierfarbig, Klappenbroschur (15 x 21,5 cm)
ISBN 978-3-86731-191-5

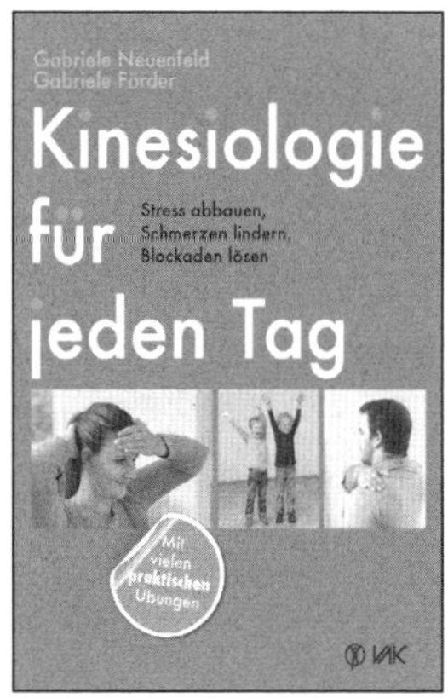

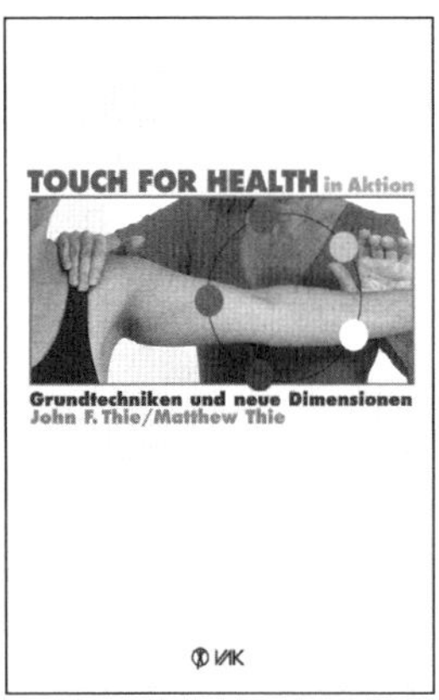

John und Matthew Thie:

Touch For Health in Aktion

Grundtechniken und neue Dimensionen

Leseprobe: www.vakverlag.de

Über 20 Jahre ist die Touch For Health-Methode im deutschen Sprachraum nun schon bekannt, seit dem Erscheinen von Dr. John F. Thies bahnbrechendem Handbuch Gesund durch Berühren. Hier gibt er eine kompakte Zusammenfassung, in die seine Erfahrungen mit Touch For Health eingeflossen sind und die auch die neuen Entwicklungen enthält. Hilfreich sind die ausführlichen Erläuterungen zu den Schaubildern, auf die sich die Anwendung von TFH stützt.

208 Seiten, durchgehend vierfarbig, 25 Abbildungen, Paperback (15 x 21,5 cm), ISBN 978-3-86731-109-0

Bestellen Sie unsere kostenlosen Kataloge unter: www.vakverlag.de